智慧的痛苦
精神病的历史

ZHI HUI DE TONG KU

JING SHEN BING DE LI SHI

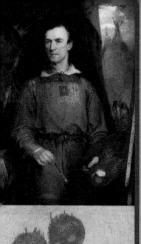
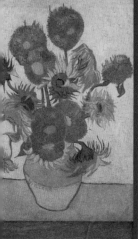
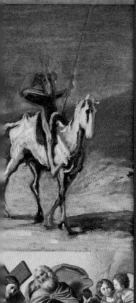

智慧的痛苦

精神病的历史

余凤高 著

中国文史出版社

目　录

引　言

亚历山大·谢尔盖耶维奇·格里鲍耶陀夫（Александр Сергеевич Грибоедов，1795—1829）作为俄国的一位剧作家，虽然三十五岁时，在流放式的工作岗位——俄国驻德黑兰使馆被波斯人杀害，作品不多，但仅是他的《智慧的痛苦》一部剧作，就可以使他获得永久的地位。该剧描写了以专横、愚昧、因循守旧的莫斯科大贵族法穆索夫为首的一群贵族顽固派和渴望革新、进步的贵族青年恰茨基这么两类人，深刻反映了19世纪初俄国社会的尖锐思想斗争，被认为是俄国文学中仅次于尼古拉·果戈理的《钦差大臣》的最优秀也是最重要的剧作。

亚历山大·恰茨基是一个引人深思的人物。这个只因为他是作为正面力量出现在剧作之中，得到大批评家维萨里昂·别林斯基的赞赏，说是可以与亚历山大·普希金《叶甫盖尼·奥涅金》中的同名主人公并称为俄国文学中"多余人"的"最早典范"，更主要的是这个人物本身人格的丰富性。

恰茨基是一个非常聪明而又真诚的年轻人。他热爱祖国，渴求文明和进步；他才智非凡，口齿伶俐、善言善辩，还能写会译；同时，他性格乐观，感情丰富而热烈。可是当他怀着美好的向往从国外回到祖国后，发现几年来俄罗斯社会不但丝毫没有出现变革的征象，反而是更加浑浊不堪了，甚至他原来从小就形影不离一起长大的女伴也已经堕落。

"一天过去了。充满我脑际的各种幻想和希望也随之消散……"他对这打了一个比方，说是好像"坐在马车中奔驰在广阔的原野之上，无忧无虑，眼前是无限光明，青绿，绚丽多彩。一小时，两小时，一整天。终于到了休息地，停下来住宿。这时你回望四周，仍然是一片平土，光秃秃的草地，毫无生气"（李锡胤译，下同）。因而使他陷入了极度的痛苦之中，"我的精神受到一种压抑"。压抑导致恰茨基患了精神病，也就是别人都在说他的："神经病"（Безумный 或 сумасшедший），"发神经病了"（С ума сошел 或 сошел с ума），"神经得了重病"（В уме сурьено поврежден），"发疯了"（Безумный），等等。因为他所处的环境，全是"人迫害人，人诅咒人！一帮害人精！爱情的骗子，仇恨的种子，谣言的贩子；自作聪明的笨蛋，愚不可及的滑头；无事生非、恶语伤人的老头老太太"。他解释自己精神受挫的理由："你们大伙儿说我神经病，不错！——谁要是和你们相处一天，呼吸同样的空气，而竟然神志清醒，那他一定有金刚不坏之身！……"

剧作家叙述恰茨基的病症，用的都是以 ум 为词根的词，说明此病与 ум 有关。ум 的意思是"头脑""智力""智慧"：без（没有或丧失）智力，或者 сошел с（失却）智力、智慧，就是会发精神病、发疯、癫狂，这也就是剧作家通过法穆索夫说的，"学问——这才是祸根，智慧——这才是原因"。

格里鲍耶陀夫不是医生，更不是精神病学家。但他确实无愧是一位真正的现实主义剧作家。他只是通过自己敏锐的眼光对现实生活中的人进行细致深入的观察和分析，得出结论，认为许多人之所以患精神病，是因智慧造成的痛苦，最后导致精神错乱、发疯和癫狂，并十分科学又十分艺术地把剧作的名字叫作《智慧的痛苦》（горе от ума）——由于（от）智慧（ум）而引起的痛苦（горе）。这是很了不起的。并且他还特别强调，只有像恰茨基那样极度敏感的、非凡的天才人物，而不是平庸麻木的、无思想无感觉的人，才最容易在不良的环境中心灵遭受严重挫折，陷入极大的痛苦后从而导致精神疾患，导致发疯和癫狂。这的确揭示出了造成精神疾病的一个合乎科学的发病机理。不过人类对精神病达到这样正确的认识，却是经历了一段相当漫长的历史。《智慧的痛苦——精神病的历史》叙述的就是这一段人类认识精神疾病的历史。

第一章 神与魔

"魔鬼附体"

人类所患的疾病，有些是不难找到原因的，如被猛兽或狂犬撕咬，或从高处跌下，或作战时受伤造成的伤害；吃了腐烂的食物，一只毒蘑菇或受污染的饮水而引起的疾病，等等。但对一些不能直接找出原因的疾病，尤其是科学尚处在黑暗和萌芽时期的古代，也就很容易被简单地想象是不可捉摸的超自然的原因，其中最普遍的看法是相信由于神对人的惩罚，或是因为有魔鬼在捣乱。

麻风是一种古已有之的疾病，但是直到 1873 年或 1874 年挪威医生格哈德·汉森（Gerhard Henrick Armauer Hansen）查明它是由麻风杆菌传染之前，人们都不知道它的病因。于是，便普遍认为是因为病人犯有罪孽，引起上帝的愤怒，所以才遭到如此的惩罚。《圣经·旧约·民数记》说，米利暗和亚伦不赞成摩西娶古实女子为妻，就毁谤他。毁谤他人，违背了基督教"十诫"中的"不可做假见证陷害人"，因而使上帝感到不快。耶和华在云柱中对他们说，你们毁谤我的仆人摩西，为何不惧怕呢？随后"发怒而去"。结果，米利暗便"长了大麻风，有雪那样白"。此外，《列王纪（下）》和《历代志（下）》也都写到犹太先知以利沙的仆人基哈西由于"得财患大麻风"和犹大王乌西雅因为"干

4

罪生大麻风"的事。

麻风倒是还有明显的体征：皮肤损伤，累及眼睛、鼻子、睾丸和咽黏膜，导致典型的感觉丧失，最终四肢变形和脱落。而另有一种疾病，病人肉体上并不感到剧烈的疼痛，却表现出并非一般人所常有的症状：痴呆、幻听、妄想、谵妄、惊厥抽缩、定向失调、行为紊乱、恐怖性错觉甚至疯癫。如今当然知道这就是精神病。可是在精神病学尚未产生，尤其是

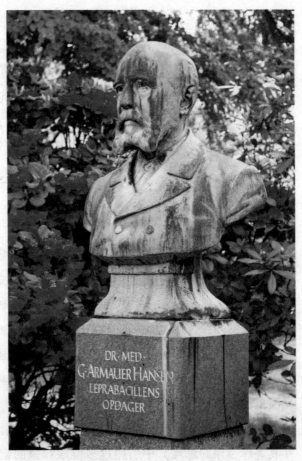

发现麻风杆菌的格哈德·汉森

在史前的原始民族中间，对这种症状怎么会不觉得无比神奇呢？

那可是一个"万物有灵"的时代，在那时的人们看来，威廉·塞西尔·丹皮尔在《科学史及其与哲学和宗教的关系》中说，"每一个水泉都有一个仙女，每一座森林都有一个山精"。那时的人们普遍相信这些神灵会对人类的生活甚至生命产生影响。既然疯癫，也就是精神病，实际上是由肉眼看不出的心理因素而一步步发展起来的疾病，只因找不出直接的原因，于是便更容易被简单地想象是神在惩罚患者，或是有魔鬼侵入人的体内，而当人们想不出自己有什么得罪于神的时候，更多的情况下便很自然地会把这病归罪于魔鬼了。

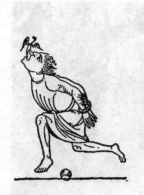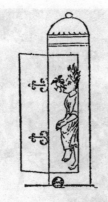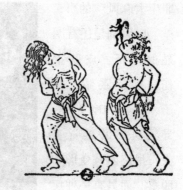

一组表现人们相信魔鬼附体的画

医学史说道，在印第安人中间，普遍认为疾病的发生是因为高层的神的愤怒或者低层的神的坏习气造成的；阿兹特克人坚信，是有一些冷酷的神在陷害或惩罚人，才使人患上病；古代的秘鲁人也确信患病是众神对人的惩罚；古代中国人的意识中存在有"五瘟神"，肯定疾病就是它们或者病人祖先的鬼魂在作祟；巴比伦人和亚述人甚至相信每一种病都由一个鬼魔控制着；古犹太人对疾病的认识，则如《圣经》中说的，是魔鬼的作用。

法国当代著名的社会学家路先·列维-布留尔（Lucién Lévy-Bruhl）在其著作《原始思维》中引用过多位旅行家的记述，证明原始民族这种有关疾病发生的神魔观念：

在老挝，"所有的病，不管什么病，从最轻的到最重的病都是由愤怒的神灵或不满意的死人造成的……傣族人的医学几乎完全不知道自然原因"。在孟买邦，柯里族（Kolies）的土人们把损害男人、妇女或者儿童以至牲畜的健康的疾病，只要是病，都想象成是恶魔或受辱的神的行动造成的。……在白尼罗河地区，"即使认为疾病不是由什么敌人的阴谋直接造成的，'鬼魔诱惑'的观念也永远是占统治地位"……（丁由译）

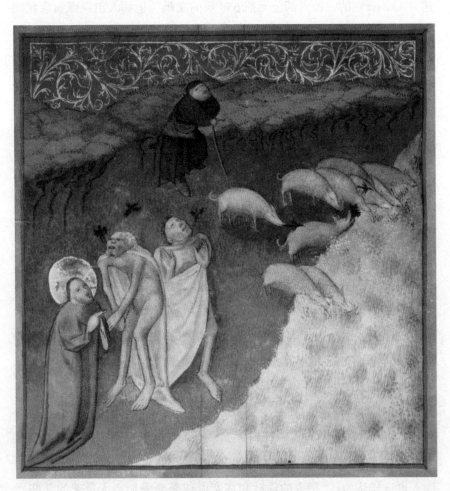

一幅画描绘想象中的"魔鬼附体"

7

总体上，对于一切疾病的产生原因，古人是这样认识的；对于缺乏物理症状的心理原因的疾病，也就是精神病的认识，更是如此。古代的欧洲人一直把癫痫称为"圣病"（sacred illness），就是因为相信此病发生的原因是神圣的"神"在起作用。位于美索不达米亚北部的古国亚述（Assyria）的一份大约公元前650年的文献，把病人出现癫痫症状归之于魔鬼的作用。这份文献这样写道：

> 人一旦被魔鬼附着，他就会坐了下来，左眼斜视，嘴唇起皱，唾液从口内流出，他的左手、腿脚和左侧肌肉都会像一头被宰杀的羊似的痉挛。如果附体之时人的心灵是清醒的，那么魔鬼会被赶走；如果附体之时他的心灵不清醒，那魔鬼就赶不走。

英国人类学家和民俗学家，因学术上的成就而受封爵士的詹姆斯·弗雷泽（Sir James George Frazer，1854—1941）对非洲和世界各地的原始习俗做过广泛而深入的调查和研究，写出了《金枝：对巫术与宗教之研究》一书，在人类学家中享有崇高的声誉。书中对原始人有关疾病的神魔观念也有不少描述。弗雷泽写道，不少地方"原始未开化"的人"认为人之所以形容憔悴、患病、惊恐和死亡，都是由于灵魂离开的缘故"。他们相信有些灵魂是自愿离开人体的，它在外漫游一段时间之后会回到人体中来，例如人在睡眠中的情形就是如此。但是灵魂的离开"有时候并非自愿，而是受鬼魂、恶魔或巫术逼迫的"，如摩鹿加群岛（Moluccas）上的土人，看到"如果有人身体不舒适了，便以为是魔鬼捉走了他的灵魂带到山里或树林里去了"。弗雷泽还说道，原始的中国人也这样认为："把人的昏厥和痉挛说成是喜爱抓活人灵魂的某些恶鬼之所为。"（徐育新等译）

《圣经》是古代流传下来的重要文献，被西方人，尤其是基督教徒看成为最重要的经典著作。在西方，没有什么别的书籍曾经产生过像它那么广泛深远的影响。

在《圣经》中，不仅多处提到魔鬼，还多次详细描述魔鬼如何进入人体、人又怎样"被鬼附着"的事。《马可福音》第五章说到"有一个被污鬼附着的人"："那人常住在坟茔里，没有人能捆住他，就是用铁链也不能。因为人屡次用脚镣和铁链捆锁他，铁链竟被他挣断了，脚镣也被他弄碎了，总没有人能制服他。他昼夜常在坟茔里和山中喊叫，又用石头砍自己……"

《圣经》中的其他篇章也多次写到魔鬼从它所附着的人体进出的情形：

> 有一个女人，被鬼附着病了十八年，腰弯得一点直不起来。

> 在会堂里有一个人，被污鬼附着。

> ……鬼离了人身，就在无水之地，过来过去，寻求安歇之处。既寻不着，便说，我要回到我所出来的屋里去。

像这类宗教或民间传说中说的，人要是直接处于超自然的外力控制之下，从而出现呼喊呻吟、尖声号叫或语言离奇、动作剧烈等表征，在古代，都被看作"魔鬼附体"（demonic possession）。

古代的中国人，也普遍有这样的看法。大概是晋朝的一部佚书叫《玄中记》的，其中卷四四七的"说狐"一节，就这样说到古代中国人同样相信精神病是由于狐狸成妖之后的妖鬼附体的关系：

> 狐五十岁能变化为妇人，百岁为美女，为神巫。或为丈夫与女人交接，能知千里外事，盖蛊惑，使人迷惑失智。千岁即与天通，为天狐。

9

著名的中国当代民俗学家宋兆麟根据自己的调查研究，在《巫觋——人与鬼神之间》一书中也写到这一观念的普遍性："人为什么能生病呢？许多后进民族都认为是鬼在作祟"，如"黎族巫师认为人上吊不是当事人一时冲动所为，而是有一种吊死鬼附在病人身上的结果"。

　　自从近一个世纪来美国、英国、法国、德国等国学者，在中东、美索不达米亚、巴勒斯坦和埃及等地进行的大量考古工作中，发现不但《圣经》里经常提到的地方或城镇都再度浮出水面，而且发掘出来的浮雕、纪念碑和古代的刻字，也和《圣经》中人物的名字完全吻合。现在，《圣经》已经被公认并非全是虚构的宗教故事，而是如德国记者兼学者维尔纳·克勒尔在他《圣经：一部历史》中说的，同时还"是一本关于真正发生过的事情的书"，书中的事件"本身是历史事实并且可以说是以惊人的准确性记录下来的"。（林纪焘等译）有鉴于此，不但《圣经》中那些有关受神惩罚或"魔鬼附体"的描述，完全可以被看作历史上最早对精神病所做的文字记载，虽然有的没有具体提出病人的名字。事实上，《圣经》和别的一些历史著作都曾记述过因精神病而被认为"魔鬼附体"的著名历史人物。

　　《圣经》中描述到的一位患有精神病的要人是真实历史人物。

　　被认为迦勒底帝国最伟大的国王的尼布甲尼撒，即尼布甲尼撒二世（Nebuchadrezzar Ⅱ，约前 630—前 561），是古代迦勒底帝国开国君主那波勃来萨的长子和合法继承人。公元前 605 年 8 月父王去世，尼布甲尼撒登上王位后，第二年便立即发兵出征叙利亚和巴勒斯坦，其后的三年里，又继续征战。

　　尼布甲尼撒在犹太史上最重要的战争是在公元前 596 年占领耶路撒冷。他曾将以色列人的一个支派犹大的国王约雅斤（Jehoiachin）掳到巴比伦。《圣经·旧约》的《列王纪》《以斯拉记》《耶里米书》《以西结书》《但以理书》对他攻陷耶路撒冷后的强暴行径都做过详细的记述。《圣经》写道，那"是巴比伦王第八年"，亦即公元前 596 年，"巴

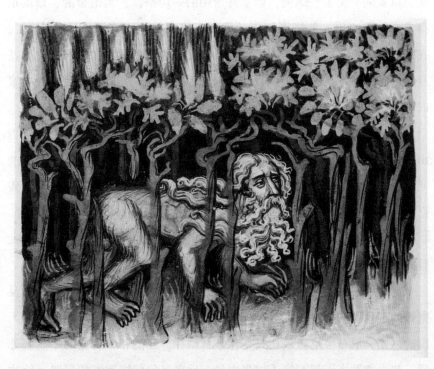

德国雷根斯堡匿名艺术家的画，描绘尼布甲尼撒变成一头兽

比伦王将耶和华殿和王宫里的宝物都拿去了，将以色列王所罗门所造耶和华殿里的金器都毁坏了，正如耶和华所说的，又将耶路撒冷的众民和众首领并所有大能的勇兵共一万人，连一切木匠、铁匠都掳去，除了国中极贫穷的人以外，没有剩下的；并将约雅斤（'用铜链锁着'）和王母、后妃、太监与国中的大官，都从耶路撒冷掳到巴比伦去了"。《圣经》特别叙述了尼布甲尼撒的残酷，说他不但将耶和华殿的铜柱、盆座，以及锅、铲子、蜡剪、调羹并所用的一切铜器，无论金的、银的也都拿走，还"用火焚烧耶和华的殿和王宫，又焚烧耶路撒冷的房屋"；在约雅斤被俘、他叔叔西底家（Zedekiah）摄政之后，这个巴比伦王甚至在"西底家眼前杀了他的众子，又杀了犹大的一切贵胄并且挖西底家的眼睛"，等等。

《圣经》中的这些叙述并非杜撰。克勒尔的《圣经：一部历史》指出，像"耶路撒冷听凭洗劫：王宫和庙宇被烧"，"西底家被俘。他的儿女就在他的眼前遭受屠杀。他本人的双眼也被挖了出来。……这种残忍的盲眼刑罚经常在（考古发现的）生动的浮雕中得以证实"。

显然，尼布甲尼撒的所作所为，可谓灭绝人性，被认为亵渎了犹太教的神灵，因而使他最后受到神明的惩罚，变成为一头兽。

尼布甲尼撒生活在公元前7至公元前6世纪，不可能摆脱迷信神灵鬼怪的观念。据历史记载，对那个先是拒绝进贡、随后奋起反抗的犹大国的惩罚，尼布甲尼撒最初只是让来自摩押、亚扪和叙利亚的军队去处理，并由迦勒底正规军给予加强力量。后来见他们控制不住局势，他才亲自带领一支相当数量的军队出马，可能是凭一时之气，将耶路撒冷洗劫一空。等到冷静下来之后，难免不为自己这种亵渎神灵的举动而心存恐惧，甚至因此睡眠中出现噩梦。

《但以理书》说到尼布甲尼撒一次承认"我做了一梦，使我惧怕。我在床上的思念，并脑中的异象，使我惊惶"。这异象可能是梦，更可能的是他因为恐惧、心理紧张甚至濒临精神崩溃后产生的幻觉。在梦或幻觉中，尼布甲尼撒看见一棵高得顶天的大树，叶子华美，果子甚多，田野的走兽卧在荫下，天空的飞鸟宿在枝上，都从这树得食。可是忽然"见有一位守望的圣者，从天而降，大声呼我说，伐倒这树，砍下枝子，摇掉叶子，抛散果子，使走兽离开树下，飞鸟躲开树枝，树木却要留在地内，用铁圈和铜圈箍住，在田野的青草中，让天露滴湿，使他与地上的兽一同吃草，使他的心改变不如人心，给他一个兽心，使他经过七期……"

但以理（Daniel）是一位先知，据说能明白各种异象和梦兆。他以前曾为尼布甲尼撒解过一个尼布甲尼撒自己都已经记不起来、术士们也无人能解的"泥足巨人"的梦，现在尼布甲尼撒又让他来为自己解"梦"。但以理解释说：这渐长又坚固的树就是他的威势和权柄，但现在已经到了极顶，若能悦纳他但以理的谏言，"以施行公德断绝罪过，以怜悯穷人除掉罪孽，或者你的平安可以延长"。看来，尼布甲尼撒是被自己的幻觉和但以理的劝谏——也即是预言吓坏了。十二个月后，当他正在巴比伦炫示他的"威严的荣耀"时，据《圣经》说，"有声音从天降下，说：'尼布甲尼撒王啊，有话对你说，你的国位离开你了。你必被赶出离开世人，与野地的兽同居……'"《但以理书》写道："当时这话就应验在尼布甲尼撒的身上。他被赶出离开世人，吃草如牛，身被天露滴湿，头发长长，好像鹰毛，指甲长长，如同鸟爪。"这说明，尼布甲尼撒无疑是因为长久的心理压抑和极度的恐惧，在这次幻听之时出现精神分裂，立刻疯狂地单独出走，甚至会开始以草为食。这就像有些精神病人，因为丧失知觉，不但吃泥土，甚至会食粪一样，没有什么不可理解的。当然，至于说"当时"就头发长长、指甲长长，那可以看作为了宣扬神力严惩渎神者的夸张手法。

《圣经》里还生动地描述了另一个历史人物扫罗被"魔鬼附身"，也就是精神病发作的情况。

扫罗（Saul，活动期公元前11世纪）是古以色列第一代国王，他同勇敢的儿子约那单率兵攻打非利士人，多次取得重大胜利，将非利士人逐出中央山区高地。扫罗不只是自己英勇善战，还具有激励部下的能

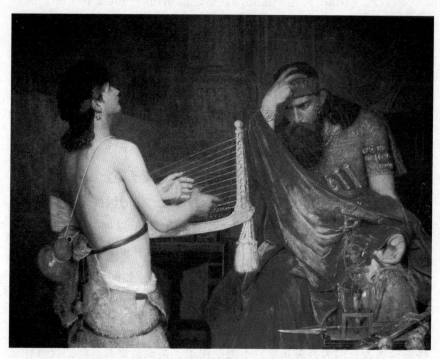

瑞典画家恩斯特·约瑟夫森的作品，描绘大卫弹琴为扫罗治病

力，被认为是古今以来最杰出的军人之一。

《圣经·撒母耳记上》是把扫罗看成一位稀有的天才军事家的，说他是"耶和华所拣选的人"，声称希伯来先知和士师"撒母耳对扫罗说，耶和华差遣我膏你为王，治理他的百姓以色列"。因而他"执掌以色列的国权，常常攻打他四周的一切仇敌……他无论往何处去，都打败仇敌"。而且连他的外貌形象也做了神化的描写，说"扫罗又健壮又俊美，在以色列人中没有一个能比他的。身体比众民高过一头"，天生就不是一个普通人。

像历史上的许多天才人物一样，扫罗也分明患有严重的精神病。对此，《撒母耳记上》有一些记述，并肯定这是由于"魔鬼附体"。《撒母耳记上》有一处这样写道：

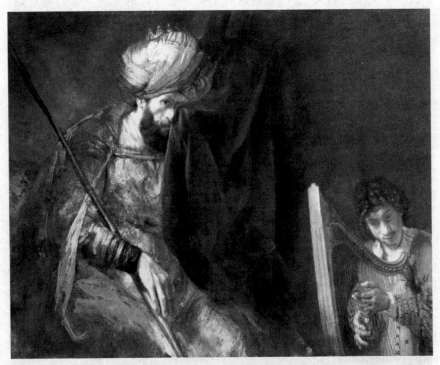

伦布朗的画《大卫为扫罗弹琴驱魔》

15

神那里来的恶魔大大降在扫罗身上,他就在家中胡言乱语。大卫照常弹琴。扫罗手里拿着枪。扫罗把枪一抡,心里说,我要将大卫刺透,钉在墙上。

当扫罗又一次精神病发作时,他就真的"用枪想要刺透大卫,钉在墙上",只因大卫躲开,使他的枪"刺入墙内"。扫罗有一次还要杀死他的儿子,声言:"你定要死,若不然,愿神重重地降罚于我。"其他方面,扫罗又曾当着众人的面,"脱了衣服……一昼一夜,露体躺卧"。虽然裸体在原始人中是习以为常的事,但到扫罗时代,人类的羞耻心已经出现,所以扫罗的这种行为表明是属于失却理性的精神病症状。

此外,《撒母耳记上》还写道,扫罗在撒母耳死后,要让人为他"找一个交鬼的妇人",说是最后终于见到撒母耳的鬼魂,并与他对话,只因听了撒母耳的话甚是惧怕,"扫罗猛然扑倒在地",等等,也都可说是属于精神病的幻觉。

古希腊历史学家希罗多德在《历史》中描述的冈比西斯,是一位被载入经典史籍的患有精神病的重要历史人物。

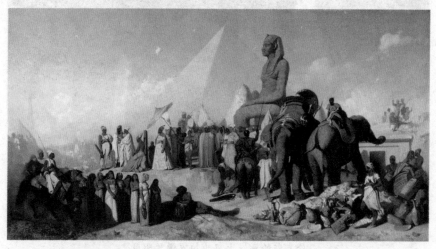

这幅画描绘冈比西斯二世会见埃及的萨姆提克三世国王

冈比西斯，指冈比西斯二世（Cambyses Ⅱ，活动期公元前 6 世纪），是波斯阿契美尼德王朝国王（前 529—前 522 年在位）居鲁士大帝二世的儿子。他多次出征埃及、埃塞俄比亚等地，最后发病自杀身亡。

希罗多德写道：据说，"冈比西斯从一生下来的时候，就染上了一种有些人称为'圣病'的严重的疾病。如果一个人的身体得了这样的重病，则他的精神也会受到这种病的影响，这一点并不是不可想象的"（王以铸译）。这位历史学家详细地描述了冈比西斯经常"处于疯狂状态"的精神病症。

希罗多德说，冈比西斯最初不过"几乎是处于疯狂状态"：他拔出一把短刀去戳牛犊的腹部，因为神志不清，戳中的却是它的腿部。但自此之后，他便真的"转变到疯狂的地步"了。他剪除了他的亲兄弟，继而又剪除了他的亲姐妹，并两次娶自己的姐妹为妻，这是波斯人中从未有过的违反习俗的行为。另外，有个妇女，仅是说了一句他不喜欢听的话，冈比西斯"便跳到她身上去，结果这位怀孕的妇女便由于他对她的伤害而流产死掉了"。还有一件事，不但被记入希罗多德的《历史》中，还被拉丁哲学家塞内加（Lucius Annaeus Seneca，约前 55—39）用进他的一篇论雄辩术的著作《论愤怒》（De Ira）中。

普雷克萨斯佩斯（Praexaspes）是冈比西斯的好友，所有的奏章都得经他之手转给冈比西斯，他的儿子也任职于冈比西斯宫廷。一次，冈比西斯征求普雷克萨斯佩斯意见：波斯人对他的看法怎么样？普雷克萨斯佩斯如实告诉他说，波斯人称颂他其他方面的一切，只是认为他"嗜酒太过"。冈比西斯听后愤怒地说："如果波斯人现在认为是由于好酒，我才发狂发疯的话，那么看来他们先前的说法也就是一个谎话了。"希罗多德接着这样写道：

冈比西斯愤怒地向普雷克萨斯佩斯说："那么你自己来判断一下，波斯人讲的是真话，还是他们在这样谈论我的时候已

17

经丧失了他们的理智？你的儿子就站在门口那边，现在如果我射这一箭而刺中了他的心的话，这就将会证明波斯人是错了；如果我射不中的话，那么就是他们说对了，而我是失去理智了。"说着他便拉起了他的弓向那个男孩子射去，并命令剖开那倒下去的尸体和检验他的伤口。箭正射中在心脏上，于是冈比西斯非常高兴地笑了，他对男孩子的父亲说："普雷克萨斯佩斯，很明显，我很清醒，而是波斯人疯狂了！现在告诉我，在世界上你还看见过什么人能射得这样准确？"据说，普雷克萨斯佩斯看到冈比西斯已经疯狂并害怕自己也会遭到杀身之祸，于是他回答说："主公，我以为就是阿波罗本人也不能射得这样好（At ille negavit Apollinem potuisse certius mittere）。"

"就是阿波罗本人也不能射得这样好"这句话现在已经成为成语，来表示是一种"违心的回答"。

当时的人们相信，冈比西斯之所以患上这种"圣病"，是因为在一次攻打埃及时，他进入埃及第二十六王朝的国王阿马西斯（Amasis），也就是雅赫摩斯二世（Ahmose II）的宫殿之后，立刻下令将刚于半年前死去的阿马西斯的尸体从他的墓地搬出来，并"下令鞭尸，拔掉它的头发，用棒子戳刺并用各种办法加以侮辱。当他们把这件事干腻了的时候，冈比西斯便下令把它烧掉，这是一个渎神的命令，因为波斯人认为火乃是神，因此没有一个民族认为烧掉死者是正当的事情"。因而遭到惩罚，以至于发疯。

有关发疯即精神病或是出于神的惩罚，或是因为"魔鬼附体"的信念，可以有举不完的例子。事实上，不要说是古代，即使在今天的农民中间，甚至在某些城市居民中，也大有人信。这种观念的影响是如此深远，即使在今天，在发展中国家，甚至在发达国家，例如在美国，还仍然存在。《美国精神病学杂志》（*American Journal of Psychiatry*）1977

年有一期刊载了 K. M. 戈尔登（K. M. Golden）的论文《非洲和美国的巫术信仰》（*Voodoo in Africa and the United States*）。文中报道美国阿肯色州小石城附近农村地区的一位三十三岁的男性病例：

> 病人近日又有发作，他愈来愈烦躁，并离家出走。当他无法再安然地留在神经科之后，就被转入精神病人病房。在这里，他是越加焦躁，他骚动不安，差不多要发狂了。他非常担心有人靠近他，而且他还开始产生幻觉。在给予 1000 毫克的过氯普马嗪（一种镇静剂）之后终于缓解下来了，但仍需强制卧床。所有神经病学的检查全都正常。住院两周后，病人感到心脏压迫。旨在使他复苏的一切努力都告失败。尸解找不出死因。病人死后，他的妻子告诉医组人员，她丈夫曾见到过一个"双头的"老妇人，当地人认为她是一个会使符咒又会治病的巫婆。这位孀妇还说，她丈夫曾激怒了这双头魔女，是她致使他死的。

非洲和其他地方的报道把双头魔女描述为是有巫术能致人患病、发疯和死亡的人。这种想法不仅存在于上述病人家属的心里，许多人都相信，对此类情况，医学是无能为力的，唯一可依赖的只有祈求神的宽恕，或者是设法"驱魔"。

"驱 魔"

古代的人既然相信人的疾病，特别是原因不明的精神病的发生，是神或魔的作用，那么解除疾病的办法，在他们看来，也只有往神与魔方面去找，即是说，唯一的办法就是以崇拜和献祭的方式向遭到冒犯的神灵祈祷和赔罪，或是设法让魔鬼离开。

有关人类最早时期的医学，由于文字材料缺乏，所有的知识几乎全是建立在推断的基础上的。但是尽管如此，即使新近的研究成果，包括古生物学和人类学、考古学的证据都相信，人类最早从事疾病治疗的是巫师，在那时，医生和巫师几乎是分不开的。考古学家曾在法国沃尔普河地区（Volp River re-

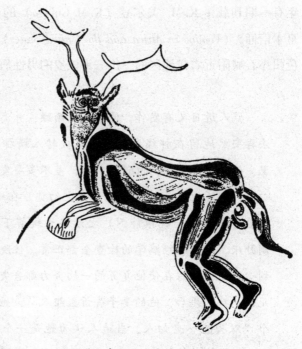

岩洞壁画表现的古代的医生——巫师

gion）的一个山洞里发现一块大约 17000 年到 20000 年前的岩石雕刻，上面画着一位医生，也就是原始社会的巫师，他头上戴一副巨大的鹿角面具，研究人员认为，这是为了吓唬给人带来疾病的魔鬼。自然，这样做的时候，要念几句符咒，还有一定的仪式。这就是最早的"驱魔"。美国画家和作家乔治·卡特林（George Catlin，1796—1872）从 1829 年开始采访印第安原始部族，创作了大量的油画和速写，还写出了多部有关著作。查尔斯·达尔文在一部著作中采用了他的一幅画《印第安人的巫师在众人的注视下大声驱赶想象中的噩梦》，生动地再现了原始人类巫师驱魔的情景。

考古学家经常在古代墓地的遗址见有一些头颅，上面留有一个有时甚至不止一个圆洞，认为这是死者生前曾施行过一种被称为"环钻术"（trephination）的外科手术的痕迹。

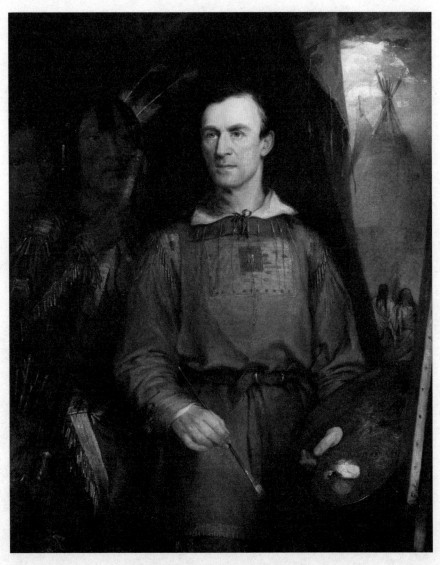

美国画家和作家乔治·卡特林

　　"环钻术是一种包括将颅骨割出纽扣似的一片的外科手术，"艾奥瓦大学大约 1860 年的一份文件写道，"手术是用一种叫环钻的器械来完成的。该程序通常是用于治疗某种头部损伤，可以缓减颅骨和大脑间出血引起的对大脑的压迫。它还用来清除血凝块和其他外科原因进入脑中的东西。环钻术是最早的外科处理方法。"但这种据信是起源于新石器

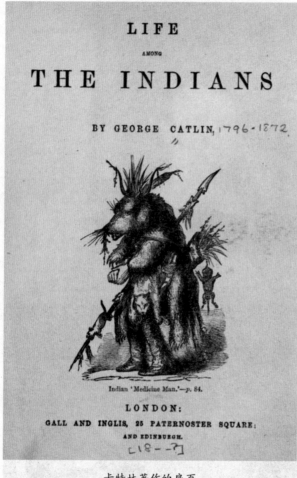

LIFE

AMONG

THE INDIANS

BY GEORGE CATLIN, 1796-1872

Indian 'Medicine Man.'—p. 84.

LONDON:
GALL AND INGLIS, 25 PATERNOSTER SQUARE;
AND EDINBURGH.

[18--?]

卡特林著作的扉页

时代的手术最早是一种驱魔的仪式，后来才用于治病，而这一治病方式，也往往同时附有一种仪式进行。

环钻术作为一种与仪式同时进行的手术，在史前时代是相当普遍的。俄罗斯科学院人类学研究所的资深研究员玛丽亚·密德尼科娃（Мария Медникова）曾研究过三千八百七十五具古人遗体头颅上的环钻术，她相信，这种古人的"颅骨切开术"，最早可以追溯到公元前 7000 年左右的石器时代晚期，到铜器时代就很多了，在中世纪的游牧民族中间，此种手术也相当风行。施行过环钻术的头颅，不但在乌克兰的第聂伯罗彼得罗夫斯克地区多有发现，还遍及北非，法国东南部、西北部，英国南部，瑞典、丹麦南部，德国中部和上易北河一带。

事实上，像这样实施过环钻术的古人的头颅，不但过去发现得很多，就在 2003 年，希腊考古学家在爱琴海的琪奥斯岛（Chios）上也找到了这种手术的证据，手术的时间估计在公元前 250 年。在这个钻过孔的头骨上，位于头骨后部、直径二厘米的孔已经愈合，说明这个人在手术后还活了五六年。但是在技术相当原始的时代，更多的情况下，手术是不成功的。例如，考古学家 1986 年在玻利维亚的图安纳森部落（Tu-anacen tribe）发现的一个年轻女性的头颅，据研究，它已经存在有一千二百年了。看得出来，这女子因为长期缠扎头部，将头压得都变狭长了。考古学家经仔细观察后，发现在给她施行手术时损伤到她的头颅骨骼，连头颅里面的脑子都有一部分露出来了。

施行环钻术对于接受手术的人来说的确具有极大的危险性，只要想想，在今日的科学技术条件下，颅内手术都不能说是一项绝对安全的程序。在那时，接受手术的病人是很容易死于手术进行中的。从遗留下来的头颅可以看出，大量头颅被穿孔的部位，边缘没有丝毫愈合的迹象，没有任何其他变化，就说明这些病人是在当场死亡的。但是古代的人觉得仍有必要冒险做这种手术，那些病状原因不明的患者相信，这是可能治疗他们病症的唯一办法，因为在患者的头颅上钻孔，是唯一可能为进入人体的魔鬼开启一条通道，好让魔鬼离开人体。

无疑是因为环钻术的成功率太小，渐渐地，施行这一手术的也减少，而代之以祭献来慰藉魔鬼，请它离开人体。人类学

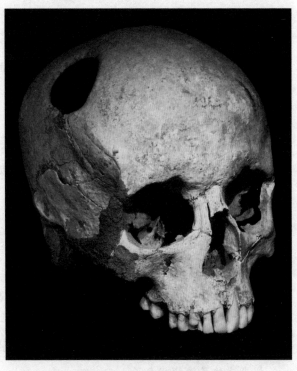

一颗生前施行过"环钻术"的头颅

23

家、民俗学家的著作和旅行家的游记大量写到远古时代的人相信，由于亵渎了神灵，或者忽视了礼节，或者轻慢了祖先，因而受到惩罚，对此，各个民族、各个地区都有各种虽不相同却大致相似的祈求神灵或祖先或魔鬼的仪式。作为人和鬼神之间的中介，巫师被认为是可以通过他来设法与魔鬼沟通，治好人的疾病的。《金枝》中曾这样描述那些摩鹿加人相信人的身体不适是魔鬼捉走了他的灵魂，于是，经巫师的指点后——

> 病人的亲友便携带米饭、水果、鱼、生鸡蛋、一只母鸡、一只小鸡、一件丝袍和金钏等东西前往恶魔住处，献上这些礼物，祷告说："鬼神呀，我们特来献上这些薄礼，请你收下，放回病人的灵魂，放它回到体内，使他得以活命。"然后众人就稍微吃点东西，放开母鸡作为对病人灵魂的抵赎，还留下那些生鸡蛋，但是却带回那件丝袍和金钏等物，一回到家便把这些东西放在一个盘子里搁在病人头边，对他说："现在你的灵魂已释放回来了，从此以后你的身体就会好起来，长命百岁。"
> （徐育新等译）

中国的情况也类似。宋兆麟的《巫觋——人与鬼神之间》中描述了许多生活在原民状态的少数民族的驱魔作法，如黎族的巫师"为上吊者招魂"和"送鬼"的仪式：

> 这时娘母用头巾把上吊者的头蒙上。他外束红头巾，身穿蓝长衫，左手执剑和箭，右手从米碗中抓米，向上吊者撒去，并且念咒语，把病者身上的吊死鬼驱走。接着娘母又到后屋哄鬼，以水酒往地上喷吐，并且以剑在地上挖一个洞，把原来藏在剑鞘内的两块肉放在洞内，顺手从洞内取出一枚铜钱，象征把患者的灵魂招回来了。
> 招魂仪式完毕，鬼师还要举行一次送吊死鬼仪式。送鬼

时，敲锣击鼓，鞭炮齐鸣，鬼师捧着猪头骨在前引路，上吊者随后，当他们走出房门，门外有许多青年争先恐后地向空中开枪，佯作轰鬼。当鬼师走到河边，将猪头丢进水中，上吊者也跳入河内，做洗浴状，认为如此这般，鬼就被洗掉了，并且顺流而下。然后将患者领回房内，让他喝酒暖身。

娘母要在患者面前放一碗清水，手中拿一束红线，并且以一根线在水中搅动，然后在该线上拴一枚铜钱，拴在患者的脖子上，同时在患者左右手腕上各拴一条红线，象征把患者的魂拴在身上了，势必魂归病除……

现代科学自然不相信真有什么"魔鬼附体"的事，因为这是无法复现、无法实证，而只是对精神病病因不能做出解释之后的一种猜测。而且实际上，就是从有关"魔鬼附体"的事记述得很多的《圣经》来看，也可以发现，即使在古代，也已经有人把精神病和"魔鬼附体"看成同一回事了：所谓的"魔鬼附体"，也即是发疯、疯癫，就是精神病，而不是真的有什么魔鬼进入人的体内。德国神学家和传记作家大卫·斯特劳斯（David Friedrich Strauss，1808—1874）在他的名著《耶稣传》中举《约翰福音》第十章中有关的叙述："……犹太人为这些话，又起了纷争。内中有好些人说，他是被鬼附着，而且疯了。"随后分析说，这话就意味着"被鬼附着"即是"疯子和癫狂的同义语"。而且此种看法还不止这一处。斯特劳斯继续写道：

当耶稣在住棚节问犹太人"你们为什么要杀我呢"的时候，人们回答说"你是被鬼附着了，谁想要杀你"（约翰7章19节往下），这也就是说，你患了（精神病中的）臆想症，尽是些怪念头。（意思是：这么胡思乱想，你难道被鬼附着了吗？——作者注）马太（11章18节）和路加（7章33节）论到施洗约翰时说，由于他不吃饼也不喝酒，他的同时代人就说他是被鬼附了。（意思是：竟然做出这种事来，莫非是被鬼附了？——作者注）当另一次耶稣对犹太人说，他们不是出于上帝，所以他们不听上帝的话，凡出于上帝的人，必听上帝的话，听上帝的话的人，必永远不见死的时候，犹太人再次坚持说他是被鬼附着了（8章48、52节），这也就是说，他是疯疯癫癫的人。……但魔鬼这个概念还不意味着它是作为对诸如瞎子、哑巴等或在别种情况下同样会产生的各种疾病的原因。（吴永泉译）

希罗多德也认识到这一点。在《历史》中，他提到，甚至在那个时候，也已经有人认为冈比西斯的"这些疯狂行动"也许是由于"经常遭遇到的许多痛苦烦恼当中的某些而产生出来的"。还有，希罗多德说，"依照斯巴达人的说法"，另一个人，因为发疯，最后用匕首"从胫部向上切到大腿，从大腿又切到臀部和腰部和胁腹部"，而自杀的斯巴达国王克莱奥梅尼一世（Cleomenes I, ?—前490），他的"发疯并不是神的意志，而是由于他与西徐亚人（Scythia）交往，结果他变成了一个饮不调水的烈酒的人，因而就变疯了"。但是在古代，能够达到这样唯物认识的人毕竟太少，"神魔致病"和"魔鬼附体"仍是原始人和古代人的普遍信念，因此求神和驱魔也仍是他们的普遍信念。

"驱魔"（Exorcism）一词来源于希腊文中带介词 ek 的动词 horkizo，意思是"我使（某人）诅咒"，去"诅咒精灵或魔鬼"；或者说是祈求更高的权威控制和命令魔鬼干与它意志相反的事。

"驱魔"，在一个漫长的时间段中，都是巫师的职能。但后来情况起了变化。

自从公元313年2月西罗马皇帝君士坦丁一世（Constantine I）和东罗马的皇帝李锡尼（Licinius）在米兰达成协议，随后于6月发布后来被称为"米兰敕令"（Edict of Milan）的法令，规定任何人都有崇拜所奉之神的自由、基督教徒享有合法权利以来，不到一个世纪，基督教

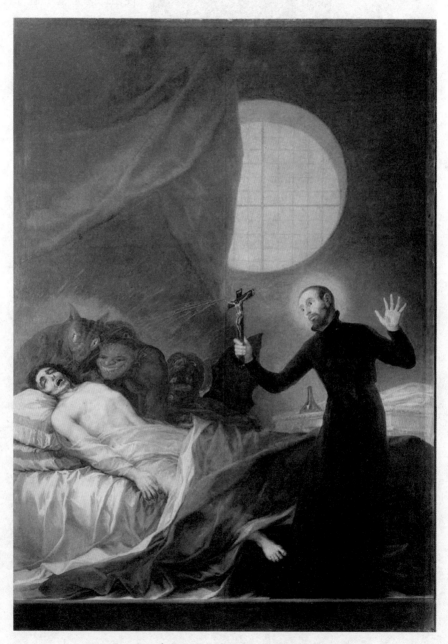

西班牙画家圣弗朗西斯·博尔吉亚画中描绘的"驱魔"

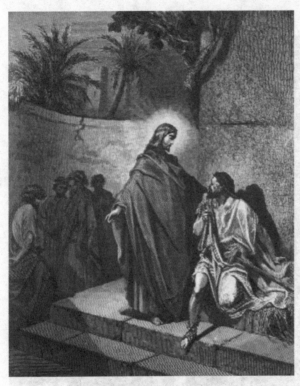

法国画家多雷所画的耶稣基督驱魔

便由原来是受尽迫害的宗教，一变而成为罗马帝国的国教，并由此形成了世界史上前所未有的一种局面：围绕地中海周围的广大地区连同欧洲的一大部分，都开始信仰基督教这么一种宗教。在此期间，罗马皇帝君士坦提乌斯二世为顺应文化一元化的帝国政策，甚至在公元357年发布这样的禁令："禁止（除基督教以外的）任何星象、通灵、巫术，各种魔法也予以禁止。……民众不得再求仙弄鬼。"公元395年的皇帝禁令还规定："任何地方，凡神殿、神龛中仍有神像，仍有异教徒前往敬拜的，此等地方应一律夷平……建在城镇的神殿，应予没收，改归公用。一切神坛都予摧毁。"（赵复三译）这样的结果使民众的心目中便渐渐形成一个信念，或者是只允许有一种信念，即除了基督教的主耶稣基督，不存在任何异教的神。现在，既然异教的神不存在了，驱魔的最高权威也只能是耶稣；而且基督教经典《圣经》中所写耶稣驱鬼的故事，可以作为这一信念的坚实依据。

《圣经》多次写到魔鬼，也多次写到耶稣基督驱魔的奇迹。如：

在会堂里有一个人，被污鬼附着。他喊叫说，拿撒勒人耶稣，我们与你有什么相干，你来灭我们吗？我知道你是谁，乃是神的圣者。耶稣责备他说不要作声，从这人身上出来吧。污鬼叫那人抽了一阵疯，大声喊叫，就出来了。

"被污鬼附着的人"见到耶稣时——

　　大声呼叫说，至高神的儿子耶稣，我与你有什么相干。我指着神恳求你，不要叫我受苦。是因耶稣曾吩咐他说，污鬼啊，从这人身上出来吧。耶稣问他说，你名叫什么。回答说，我名叫群，因为我们多的缘故。就再三地求耶稣，不要叫他们离开那地方。在那里山坡上，有一大群猪吃食。鬼就央求耶稣说，求你打发我们往猪群里附着猪去。耶稣准了他们，污鬼就出来，进入猪里去。于是那群猪闯下山崖，投在海里，淹死了。

再如，说是有一个人请求耶稣，说他的儿子——

　　被哑巴鬼附着，无论在哪里，鬼捉弄他，把他摔倒，他就口中流沫、咬牙切齿、身体枯干，我请过你的门徒把鬼赶出去，他们却是不能。……耶稣就斥责那污鬼，说，你这聋哑的鬼，我吩咐你从他里头出来，再不要进去。那鬼喊叫，使孩子大大地抽了一阵疯，就出来了。

还有——

　　……有一个妇人，她的小女儿被污鬼附着，听见耶稣的事，就来俯伏在他脚前……求耶稣赶出那鬼。……耶稣对她说，……你回去吧，鬼已经离开你的女儿了。她就回家去，见小孩子躺在床上，鬼已经出去了。

只是一般的人不能像传说中的耶稣那样具有神力，也不可能像《圣经》或宗教史中说的有幸遇见耶稣。幸亏《圣经·马太福音》说：耶稣曾"叫了十二个门徒来，给他们权柄，能赶逐污鬼，并医治各样的病症"。这就使具有"驱魔"神力的不局限于耶稣一人：既然十二个门徒这些传说中或者历史上的人物都行，那么那些被认为修炼得好的基督教教士，作为耶稣的门徒，也都能够通过请来圣人或圣物，以"耶稣之名"来"诅咒精灵或魔鬼"，驱走它们。这方面的例子，最著名的莫过于《圣经》中记载的大卫为扫罗"驱魔"的事迹。

　　《圣经·旧约·撒母耳记》说道，只要耶和华之灵离开扫罗，耶和华的死对头噩梦便会来扰乱扫罗。于是扫罗的臣仆对他说："现在有恶魔从神那里来扰乱你。我们的主可以吩咐面前的臣仆，找一个善于弹琴的来。等神那里来的恶魔临到你身上的时候，使他用手弹琴，你就好了。"使者受扫罗差遣，从伯利恒找来务农和饲养羊群的耶西的幼子大卫。后来继扫罗之后成为以色列第二代国王的大卫可并不是一个普通人，《撒母耳记》说他是"大有勇敢的战士，说话合宜，容貌俊美"，特别是"耶和华也与他同在"，当然，他还"善于弹琴"。大卫来到扫罗身边后，每次，"从神那里来的恶魔临到扫罗身上的时候，大卫就拿琴用手而弹，扫罗便舒畅爽快，恶魔离了他"。

　　医学史家把大卫弹琴为扫罗治病看成今日已经证实的音乐具有治病作用的最早记述。但《圣经》的记述，则意在表明因为"耶和华也与他同在"，才使大卫具有驱魔的神力，治好扫罗的疯癫。这里也可能有仪式或者咒语什么的，虽然《圣经》没有写。

　　《圣经》中有关"驱魔"的教导一直为人们所继承，而且它的方式也渐渐地不断增加、不断变化。其中最常用的办法是施行一种仪式，例如在一定的仪式上，使用认为魔鬼对它天然会产生恐惧的基督教十字符号，同时象征性地用吹气来被除妖魔；或者是用圣水，或者诵念《圣经》，或者使用圣人的遗物，以及以上帝的名义命令恶魔离开，等等。做这类事时，通常都有一定的规则，如让被认为"魔鬼附体"的人坐在椅子上，把他的头按向冒烟的硫黄，并强迫他喝下一剂混有圣油和芸香的白葡萄酒。还有，据认为，朝拜圣地也能达到"驱魔"的目的，等等。此外还有用捆绑或鞭笞精神病人的残酷的办法，尤其是对女性精神病人，来"驱逐恶魔"。这可以说是对女精神病人应用得最普遍的一个办法，因为在信奉基督教的大众的心目中，相信意志自由是上帝之所赐，而最容易受魔鬼影响的女人也最容易被诱惑，让魔鬼进入自己体内，因之才致使意志失常——发疯。

"驱魔"也是基督教史所最乐于记述的故事，这是传播基督教的需要，可以显示教士的神力。

诺森伯里亚（Nothumbrian）盎格鲁–撒克逊国王圣渥斯沃尔德（Saint Oswald，约604—641）是一个虔诚的信徒，平时总是乐善好施，经常为穷人病人着想，还曾将凯尔特人基督教传教士引进他的王国。但是公元641年或642年，他在马塞费尔德（Maserfield）的一场对抗信奉异教的国王梅尔西的彭达（Penda de Mercie）的战斗中，被对方杀死，从而作为殉教者，被诺森伯里亚教会尊为圣徒。

圣徒是耶稣基督最忠诚的门徒，因而据信是具有驱魔的神力的。教会史记载，甚至圣徒渥斯沃尔德身体倒下接触过的泥土，也可以被用来驱魔。一天，盎格鲁–撒克逊神学家和历史学家圣比德（Dede the Venerable，Saint，672？—735）在《英吉利教会史》中写道，比尔丹纽修道院来了一位陌生人——

　　这位来客在夜间会不时突然遭受妖怪的折磨，而且是令人痛苦的折磨。他受到慷慨接待，吃过晚饭后就上床睡觉去了。突然间，他中了魔，开始大声嚷叫，并且咬紧牙根，口吐白沫，四肢扭曲着拼命挣扎。由于没有人能够制服得了他，也没有人能把他捆绑起来，一名仆人只好跑去敲院长的门，向他诉说所发生的事。院长打开了修道院的门，和一位修女一同到修士的住处，叫出一名神父，要他同她一道去看望病人。他们到

31

达时，看见有许多人在场。这些人已经想尽办法来制止这位病人的疯狂举动，但都没有成功。神父念起了驱魔咒语，竭尽所能，想减轻这可怜人的疯狂程度，但也徒劳无益。正当人们觉得对这具发狂的身体似乎已无能为力时，院长忽然想起了（圣渥斯沃尔德身体倒下接触过的）那包土。于是立即吩咐一名侍女去为他取来装有土的那个匣子。当侍女遵命取来那个匣子，走进那座房子的院子时，病人突然安静下来。他放下头似乎睡了过去，四肢也松弛了下来。

……过了一阵子，那位原先狂躁的病人坐了起来，深深地叹了一口气说："现在我感到自己是一个完好的人了，因为我的理智恢复了。"他们因此都急切地询问他究竟发生了什么事。他说："这位带着小匣子的修女一走近这座房子的院子，所有折磨我的妖魔便立即跑掉，他们离开我，再也没有出现过。"接着，院长给了他小撮土。就这样，在神父为他做了祷告后，这位来客十分平静地休息了一个夜晚。此后，他再也不受那些宿敌侵扰，夜里再也不担惊受苦了。（陈维振等译）

基督教驱魔思想的基础是坚信精神病人是上帝的罪人，理应受到惩罚。这一信念的持续和发展，一方面在对精神病病因的看法上，从古希腊希波克拉底唯物的认识，回转到原始社会的神魔论上；同时又使精神病人被看成是不同于常人的"异类"，因而不被当作一般的人看待，不是被看作践害人的恶魔，就是低人一等的贱民，人们对他们就像对待家畜和野兽那样。一千多年里，特别在黑暗的中世纪，史学家们记下了一件件这种人对人的极端冷酷的态度。

第二章　病症述说（一）

精神病（psychosis）是可以导致妄想、幻觉、思维障碍和不能客观地认知现实等症状的一种疾病。精神病患者虽然因此而变得行为迷乱和怪异，但自己并不知晓，而且自我感觉良好，不认为自己有病，更毫无自控意识和自控能力。这就使它不同于另外一种精神方面的疾患——精神神经症（neurosis）。精神神经症虽然也是属于精神障碍一类，使患者产生精神痛苦和心理功能失调，不时感到情绪焦虑、精神忧郁，因而也可能有损于他的心理能力，包括处理人际关系和日常工作的能力，但根本上无损于他的现实意识，更不像精神病人那样出现人格变态。

精神病作为以精神活动紊乱为主要表现的疾病，可分器质性精神病和功能性精神病两大类。器质性精神病是指由于脑部器质性疾病或全身其他躯体疾病所引起的大脑功能紊乱。这类病人大多数的精神症状为谵妄、痴呆或遗忘综合征。谵妄是一种暂时的意识朦胧、混乱状态。功能性精神病是根据目前科学技术水平还未发现脑部有明显形态结构改变的精神病的通称，主要包括精神分裂症和躁狂抑郁症，精神分裂症是其最常见、最严重也最具精神致残力的一种。躁狂抑郁症一般是患者极端的、长期的情绪障碍造成的情感性精神病。另外，有的教科书把神经症，一种与心理因素有关的功能性疾病，也归入精神病的范畴。

自然，这分类并不是绝对的，因为症状有时往往会交叉出现在另一类中。还有，正如有学者指出的，由于人生活在社会上，会因各种原因而遭受精神挫折，使每个人都有不同程度的精神损伤。到何种地步才算是精神病，这个界限的划分也十分困难，更何况人们常常把不同于一般常人和传统习惯的行为也看成精神病态。不过，在多数情况下，是否属于精神病，大体都有共同的认识，看法很少不一致。

这些是现代科学的认识。在以前，由于觉察不到精神病人发病的直接原因，而其痴呆、幻听、妄想、谵妄、惊厥抽缩、行为紊乱等症状又很容易让人产生神秘性，因而精神病比许多其他疾病更引人关注，不只医生，还有哲学家、作家、艺术家等业外人士也都特别感兴趣，用自己的笔表述了自己对此病的看法。

由于精神病主要是心理的疾病，有不同于其他疾病的特殊性，使它比其他疾病更为人们所关注，除了医学家作为研究病案，不但记载此病的症状，更重视研究此病的治疗方法外，历史学家和传记作家会描述下传主的此类行为特点，还有以表现人为己任的作家，特别重视描写人物的这种心理举止，来表现社会、环境、舆论、宗教、法律等外在因素如何深重地冲击和影响着他们的精神状态。

古　　代

威廉·塞西尔·丹皮尔在他的经典著作《科学史及其与中学和宗教的关系》中高度评价古代希腊时代的医学，说是在西方，作为科学的医学就是诞生于这个时代，且达到"登峰造极"的地步。最突出的是，在这个时候，出现了以希波克拉底为代表的学派，他们"对许多疾病都做了正确的描写"（李珩译）。

在西方被誉为"医学之父"的希波克拉底（Hippocrates，约前460—前377）生于科斯岛（Cos）——大约二十五里长、六里宽的小岛——的一个世医之家，医术超群。他曾广泛游历希腊及小亚细亚，行医授徒，并长期在岛上的橄榄树下给他学派的弟子讲学。

以希波克拉底之名冠之的著作，实际上并不全是这位"医学之父"

所作，而是汇集了公元前
420年至公元前370年间的
许多学者的文章。不过今日
能读到的总称《希波克拉底
文集》中的大约六十篇论
文，则代表了这一学派，主
要是希波克拉底的观点。这
些文章，有的是属于公开的
演讲，有一些则是病例的记
录，也有一些只不过是推测
的解释；它们的内容十分广
泛，包括妇科、儿科、头颅
损伤、癫痫等疾病，还涉及
预后、饮食、药物疗法、外
科手术、医学道德等。

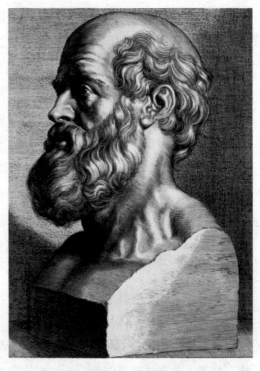

西方的"医学之父"希波克拉底

　　精神病可以说是从人类

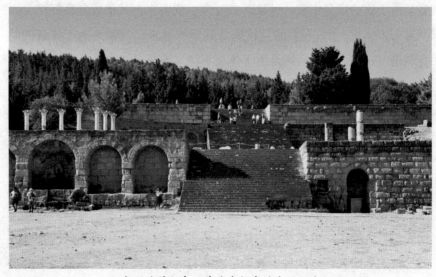

今日的科斯岛，希波克拉底的生活之地

进化到文明阶段心灵与外界发生激烈冲突之后就开始出现的一种古已有之的疾病，连远古的神话和传说都没有放过某些英雄人物因愤怒而产生的抑郁或疯狂的精神病态的描述。《希波克拉底文集》对此也有所述。希波克拉底在描述一位女性精神病患者时写道，那个女子，说话时语不连贯，前言不搭后语，还总是要说一些猥亵的脏话；另外，她有时会无缘无故地感到害怕，表现出十分恐惧的样子，有时又莫名其妙地陷入沮丧，忍受着"忧伤"。对另一位患有此病的女子，文章描述她因为感到极度的痛苦，总是"一句话也不说……呆头呆脑的，又抓又拔自己的头发，又哭又笑……就是不说话"。至于发生这种疾病的原因，唯物的希波克拉底学派鄙弃了超自然的神魔说，而提出一种所谓的"体液学说"。

希波克拉底学派继承前代医生的观察，因为人的发病往往与摄入食物有关，而一旦有液体从病人的躯体排出，病情就随之得到改善，于是他们在《论人类的自然性》中总结说："人的身体本身，实质上就是血液、黏液、黄胆汁和黑胆汁：……当这些成分与另一些在能量和体质上的比例获得充分的平衡并合理的结合时，人就会获有最理想的健康；病痛是由于这些成分中有一种缺乏或过多，或者未与其他成分良好结合而游离于人体。"所以在希波克拉底及其学派看来，健康是由于体液的结合和谐（crasis），患病则是由于体液不调（dycrasis）。

不但是身体的健康与否，希波克拉底学派还进一步相信，四种"体液"的比例和平衡，甚至决定人的心理素质和气质个性。《希波克拉底文集》中写到一个病例，读起来好像是一例幻觉忧郁症，认为是由于聚集在肝脏里的黑胆汁上升到了头部，才使这病人陷入如此的境地："为恐惧的心理所支配，只要一个人单独在路上走，就常常要袭击别人。"

从希波克拉底著作中的这些描述，人们可以看出，以希波克拉底为代表的古希腊医学对精神病的认识，从多种症状中，主要强调的是患者的抑郁症和躁狂症这两种主要的情感和行为表现模式，只是似乎未能进行深入的研究和描述。

如果说最早对精神病进行研究的是希腊医生以弗所的索拉努斯（Soranus of Ephesus，活动期公元 2 世纪），那么最早对这种病症状做出最充分临床描述的，则是另一位医生，加伦的同时代人阿雷提乌斯。

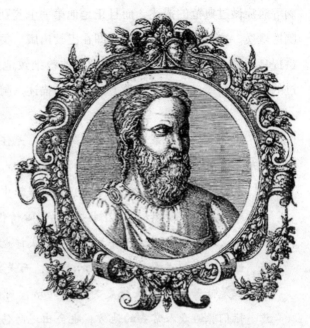

最早对精神病做出充分描述的阿雷提乌斯

阿雷提乌斯生于安纳托利亚中部偏东的城市卡帕多西亚，所以全名是卡帕多西亚的阿雷提乌斯（Aretaeus of Cappadocia，约 81—约 138）。

阿雷提乌斯的生平，甚至连他的生卒年代，至今都还未查明，只晓得他一生大部分时间都在罗马和亚历山大行医，他的功绩是复兴了希波克拉底的学说，在敏锐的观察和医德方面都被认为仅次于这位"医学之父"。阿雷提乌斯原则上相信希波克拉底的"体液"学说，认为是四种体液的不平衡扰乱了人体中的"精气"，才致人犯病。但他在实践中并不固守这一理论，而是能博取众家之长。

阿雷提乌斯死后完全被世人所遗忘，直到 1554 年，发现他用爱奥尼亚方言写的手稿《论急性病的原因和征象》（*On the Causes and Symptoms of Acute Diseases*）、《论慢性病的原因和征象》（*On the Causes and Symptoms of Chronic Diseases*）、《论急性病的治疗》（*On the Therapeutics of Chronic Diseases*）、《论慢性病的治疗》（*On the Therapeutics of Chronic Diseases*），才得知，他不仅对胸膜炎、白喉、破伤风、肺炎、哮喘和癫

痫等病症做过典范的描述，而且正是他第一个鉴别清楚脊椎性瘫痪和大脑性瘫痪。这些手稿，发现当年即在巴黎出版。关于精神病，可以在阿雷提乌斯的《原因和征象》中看到，他曾细致地描述了一例他所观察过的忧郁症病人，被认为算得上是典型的描述。阿雷提乌斯写道：

> 患者表情凝滞呆板，情绪低落沮丧，无任何明显原因便出现超乎常情的麻木。这是忧郁症的开始。病人也会变得暴躁易怒、无精打采、不睡不眠，并会突然从噩梦中惊醒过来。他们还无缘无故地被恐惧心所控制……他们心情很容易变化无常：变得低沉、脾气不好、粗鲁无理，偶尔或许也会变得率直、奢侈、慷慨，这不是什么心灵上的美德，而是病体的变化所使然。但是倘若病情发展得更为紧促的话，则会对他人具有敌意。他们躲避众人常去的地方，也会出现悲伤、恸哭。他们抱怨活着没有意义，而渴求死亡。多数情况下，由于他们的理解力是如此的迟钝麻木，使他们对一切事物都愚昧无知，甚至忘却自我，过着低等动物的生活。

在阿雷提乌斯和古典医学看来，忧郁症并不像 19 世纪浪漫主义诗人、作家们时髦的那种梦幻般的癫狂。一般说，他们认为忧郁症是一种严重的心理障碍，心情沮丧、极度苦恼和情绪低落是此病的基本特点，还包括因幻觉、疑惑、焦虑、惊惶、紧张所造成的跳跃式情绪。"病人会想象自己会被他人看成是另一个类型。"阿雷提乌斯说。阿雷提乌斯曾这样描述压抑妄想症：

> 患者中有些会相信自己是一只麻雀、一只公鸡或一只陶制的瓦罐；另一些人则相信自己是上帝、雄辩家或演员，一本正经地拿着一根麦秆，想象自己正握着统治世界的权杖；有一些会发出婴儿的哭声，要求把他抱在怀里，有的还相信自己是一

颗芥末，总是因担心被一只母鸡吃掉而怕得浑身发抖。

　　此外，阿雷提乌斯还描述了抑郁妄想症病人难以置信的心理，说是有一例甚至害怕自己将尿撒在容器里会淹没整个世界；另一例坚信他自己是玻璃制成的，任何时候都很容易被砸碎。

　　在阿雷提乌斯看来，抑郁症是一种极严重的病况，病人的迷狂、妄想状态以及他的 *idées fixes*（固定观念）都具有极大的破坏性，特别可怕的是对自己生命的威胁。他描述说：

　　　　忧郁症患者孤立自己，惧怕受到迫害和拘禁，因深被迷信思想所折磨而痛苦，他嫌恶生活……他是被吓昏了，他把想象误认为真实，他患的是想象的疾病，他诅咒生活，而渴望死亡。

　　因此，他说，这样的病人是随时都可能走上自杀之路的。

　　阿雷提乌斯指出，抑郁症的另一个极端是躁狂症，它的特征是行为的过度和失控，甚至会发展到出现暴行的地步。阿雷提乌斯认为，病人是通过"狂怒、骚动和振奋"来发泄他的心理和情绪。他提到，急性躁狂症病人甚至"有时会杀死仆人"；另一方面，这类病人或者也会变得沾沾自喜，"完全没受过什么教育，却说自己是一位哲学家"。阿雷提乌斯认为，躁狂症也包括欣快症，他们"常说些胡话，研究天文学和哲学，觉得自己是大人物，有灵性"，等等。

　　医学史家注意到，在迷信思想普遍存在的古希腊罗马时代，阿雷提乌斯能够正确识别这种通常被认为是迷信神灵附体才发生的躁狂症，是非常了不起的。

　　在古代，一种崇奉"众神之母"赛比利（Cybele, Great Mother of the Gods）的迷信非常盛行。这种迷信活动起于小亚细亚的弗里吉亚地区，首先传入希腊境内，随后在希腊罗马文化区广为流行，对古代整个

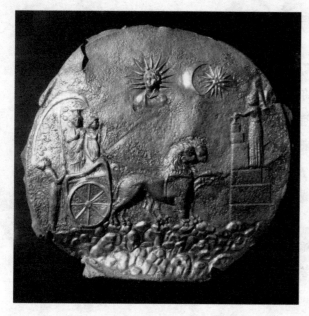

赛比利坐在战车上，头顶上是太阳神

西方影响都很大。

据神话说，司掌草木的丰产之神阿提斯（Attis）原是一个年轻、貌美的牧羊人，戴弗里吉亚帽，穿弗里吉亚裤。赛比利爱上了他。为要成为侍奉赛比利的祭司，他在一棵松树底下"净身"，即自行阉割，因流血过多而死。但死后又复活，这被认为象征了大地上的草木花果在冬日死后到春天复活再生。

在古代，每年春天，崇奉赛比利的地区都有神秘的膜拜仪式，仪礼中的一项重要活动便是狂舞。鼓乐声中，先是大祭司在自己的手臂上割出血来作为祭品上供；随后，其他一些参加者也常常会在狂欢飞舞中，用瓷瓦片或刀子划破自己的身体；激情达到高潮时，一些未来的祭司，也会像阿提斯那样，动手阉割自己，先是把割下的残物向赛比利女神像猛砸，然后将割出来的生殖器虔诚地包起来，埋于地下或藏于

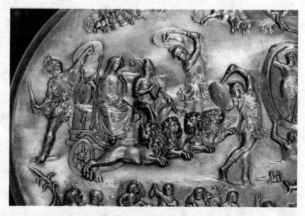

公元 4 世纪的浮雕描绘赛比利和阿提斯坐在由石头狮子拉动的战车上

40

赛比利的圣室中，认为有助于大自然的复苏。

这类举措明显是精神病态的，甚至是疯癫性的，但往往被认为是神灵的作用。阿雷提乌斯却能以生理科学来解释。他写道，崇奉赛比利的仪式进行时，信徒们是"在狂热和出神入迷的状态中"，失却了理性的控制，因而濒于疯狂，像阿提斯那样"会自我阉割，然后把自己的阴茎奉献给这位女神"；狂热者陷入精神恍惚之中后，以为自己真的可以从神灵那里得到启示，感到异常欣快，永无止境地礼拜、舞蹈。所有这一切，阿雷提乌斯说，都属于"一种醉态和心灵迷惑的疾病……是精神错乱"。

医学史家还特别提到并赞赏阿雷提乌斯竟能认识到精神病的这种后来被称为"两极病变"（bipolar disorders）的情况。如阿雷提乌斯在实践中通过精心的观察，注意到"有些病人在忧郁症之后发作躁狂症，以致这躁狂症有些像忧郁症的变种"。他描述了一个原是欣快症的病例，突然"出现忧郁症，发作到最后，他精神倦怠、心情悲痛、沉默寡言，并诉说为将来而担忧，感到羞耻"。而在情绪有一段时间低沉之后，阿雷提乌斯说，这类病人又会转回到活动过度的亢奋状态。这时，他写道："他们欢喜当众炫耀自己头上的花冠，如果曾经在比赛中凯旋；他们还经常会没日没夜地又笑又舞"，等等。

医学史家高度评价说，阿雷提乌斯对一些精神病状的描述，与19世纪法国精神病学家让-彼埃尔·弗拉雷（Jean-Pierre Falret）和朱尔·巴拉热（Jules Baillarger）的病例描述有些类似；因此，应该让阿雷提乌斯在医学史，特别是精神病学的历史上恢复他应有的崇高地位。

中世纪、文艺复兴时期

从5世纪罗马文明瓦解到文艺复兴这段时期，由于在罗马帝国时代，原有的生活质量节节下降，基督教思想统治整个信徒世界和世俗社会，文学艺术事业普遍衰落，因而这段时期常被称为愚昧的"黑暗时代"（Dark Ages）。在这长达五百多年的时间中，医学上，基督教的影响使疾病的神魔观念广泛地印入人们的心坎。但是也有一些医生从自己的经验中获得了唯物的认识，对于即使是各种疾病中最令人费解的疯癫，也认为是一种疾病。这就使即使是在中世纪，对精神病的认识，仍旧存在两种认识，其最可贵的是很大程度上来自古代的基本认识，看到疯癫有躁狂症和抑郁症两种表现。

巴塞洛米厄斯·安格里卡斯（Bartholomaeus Anglicus）是英国的一位基督教修会方济各会修士，就读于牛津，1220 年前后在巴黎大学任讲师；大约十年后，应方济各会总会（General of the Franciscan Order）之邀，去易北河畔建有最古老教堂之———圣母教堂的马格德堡（Magdeburg）讲学。大约 1250 年写成了巨著《关于事物的性能》（*De Proprieta tibus Rerum*）。虽然安格里卡斯自谦说此书不过是"简单粗略"的汇编，没有想过为高等学生撰写，这却算得上是一部百科全书式的著作，在中世纪享有极大的盛名，出了十二个拉丁语版，八个法语版，一个德语版，两个西班牙语版，三个英语版。

《关于事物的性能》探讨的范围很广，涉及心理学、生理学、光学、医学、天文学、星占学、地理学甚至持家学，研究了空气、饮水、鱼类、禽兽，还有中毒、魔鬼、巫术。书中常常提到希波克拉底、加伦、阿拉伯医学家阿维森纳（Avicenna）、拉齐斯（Razis）等人的名字。

安格里卡斯认为人的肌体中，每一个器官都具有某种智力功能，脑是人的感觉发源地，"人的想象是在脑的前部形成，中部起理性的作用，后部则是记忆的所在"。没有必要以今天的眼光来评价安格里卡斯几百年前的这种区分是否正确、是否精密，重要的是他能从物质的观念去考察人体的思想。正因为如此，安格里卡斯没有把精神病看作如传统上认为的，是因为患者的原罪而受惩罚或其他原因有神魔侵入而产生的疾病。他指出，疯癫是脑部的疾病，"躁狂症是因为脑的前室受到侵染，使人丧失了想象能力；恰如忧郁症是脑的中室受到侵染，使人失却了理

42

性"。医学史家认为，在这里，最可贵的是安格里卡斯认识到由于脑的疾病，使精神病出现的两个极端的发作状态，这是值得赞赏的。

在经历了中世纪一个长时期的文化停滞之后，文艺复兴曙光的出现，使古典的

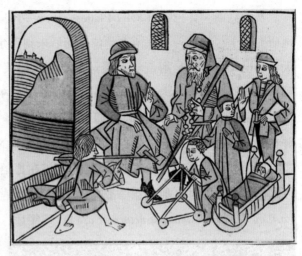

1485年的一幅图画，描绘安格里卡斯一生的几个阶段

学术和价值观重新获得人们的浓厚兴趣。"人是一切事物的权威"和"最高的善"是现世的幸福生活，体现了古典文化的人道主义和现世主义的主要内涵。这一方面激励文艺复兴时期重视对人的身心方面的探讨，同时也使古希腊罗马的思想得以保持它的持续性和生命力。文艺复兴时期对于疯癫的认识，在很大程度上也来自古希腊罗马时代的基本认识：抑郁和躁狂。

16世纪的德尼·丰塔农（Denis Fontanon）是当时一所主要大学蒙彼利埃大学医学院的教授。他在1549年的著作《论内脏疾病治疗的三部著作》（*De Morborum Interiorum Libri Tres*）中写道：躁狂症"常常发生于脑子比较温热的时候，就像是酒醉时出现的那样。它偶尔也由于温热的有刺激性的体液，如黄胆汁刺激脑子和脑膜引起"。在说到躁狂症的种类时，丰塔农说明了它的各种独特的特征和原因，说是如果躁狂症发作时会笑，那是好症状，而若血液与黄胆汁混合之后表现得"过热"的话，那似乎是病情加深、病状特别严重的征象，这种"毫无理性的癫狂，是所有躁狂症中最危险的"。

丰塔农的同时代人、他的在蒙彼利埃的后辈普拉特对疯癫有更详尽的描述。

费利克斯·普拉特（Felix Platter，1536—1614）生于巴塞尔，在当地研究医学，二十一岁获博士学位；随后来到巴黎，先后进了蒙彼利埃大学和巴黎大学，是解剖学教授纪尧姆·隆德莱（Guillaume Rondelet）和医学教授让·费尔内（Jean Fernel）的学生。在巴黎期间，普拉特曾目睹法王亨利四世为"王邪"，即瘰疬病病人施行"触摸治疗"的仪式，并在日记中做了详细的描述，成为当时最有兴味的文献。

回到巴塞尔之后，普拉特曾于 1557 年在德语国家中第一个公开进行人体解剖，并写出他的第一部著作《人体器官的构造和应用》（*De Partium corporis humani structura et usu*）；三年后，1560 年初，他被任命为医学教授，并一直以富有实际知识的医生而闻名，工作至 1614 年去世。

解剖学知识和临床的经验，使普拉特对许多疾病能有切实的了解。

普拉特曾解剖过一位骑士。这人直至去世前，两年中行为丧失理性，病情一天比一天激烈，一天比一天严重。解剖中，普拉特发现他的脑子里有一个肿瘤。普拉特肯定说，这就是患者行为怪诞的根源所在。他解释说，由于

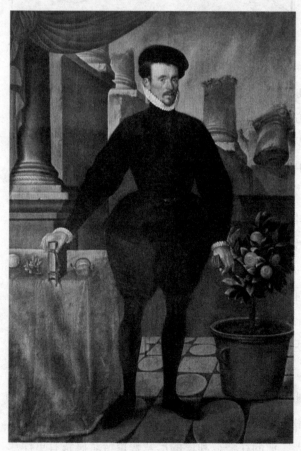

费利克斯·普拉特对躁狂症做过详细的描述

肿瘤渐渐增大，压迫脑子，并妨碍到静脉血流系统，因而造成非理性行为。医学史家评价这样的解释是颇为在理的，在当时也是相当难能可贵的。

的确，普拉特对精神病方面有深入的研究。他在著作《实用医疗手册》（*Praxeos Medicae Opus*）中对躁狂症有细致生动的描述，其中特别强调说，像这类病人，有时候是什么事都会干得出来的：

> 没有发作的时候，他们的语言行动有时也比较稳重，但是更多的情况下就变得粗暴，他们在言辞举止上都会以粗野的表现来表达他们内心的冲动。随后他们就会有鲁莽、猥亵、可怕的事，会大声呼叫、诅咒发誓，还会怀着一种兽性的欲望，干出各种事来，其中有些是人们在任何情况下都觉得不堪入目的，这种兽性，行为甚至会像一头牲畜。他们中的一些人寻求性的满足特别强烈。我曾见到一位地位高贵的主妇就出现过这种情况，她在各个方面都是最令人尊敬的，但是她却以最卑劣的语言和姿态邀请多位男人和几只狗与她性交。

在描述忧郁症的时候，普拉特突出了此病的焦虑和妄想症状。作为对阿雷提乌斯的回应，他认定忧郁症是一种"心灵的倒错，发作时，想象力和判断力是如此的反常，以至于没有任何缘由，受害者都会感到十分的悲痛和胆怯"。他说，在这种时候，病人陷入了因虚假的妄想造成的古怪而恐怖的深渊。

丰塔农的另一个同时代人季莫菲·布赖特（Timothy Bright，1550—1613）于1578年毕业于剑桥，获医学博士学位，先入伦敦著名的圣巴托洛缪医院，做一名内科医生，后任圣职，1591年成为约克郡梅思莱（Methley）教区的教区长。布赖特知识多面，不但以1588年的《既简又快且能保密的个性化书写》（*Caracterie：an arte of shorte，swifte and secrete writing，by character*）一书获得"现代速记之父"的荣誉，他出版于 1582 年的主要医学著作《个人卫生和公共卫生》(*Hygieina id est de sanitate tuenda medicinae*) 也很有名，他的《论忧郁症》(*A Treatise of Melancholy*)，比罗伯特·伯顿的经典《忧郁症剖析》早三十五年精辟地论述了当时相当普遍的忧郁症。

布赖特的《论忧郁症》在 1586 年出过两版，1612 年又出了一版。布赖特说，忧郁症的本性是属于寒性的，但滞留到脾脏之后它会汽化，通过心脏上升到脑子。在此过程中，人会情绪沮丧，引发盲目冲动。布赖特这样描述忧郁症的症状：

> 受忧郁症萦扰后，多数情形下，人都会感到没精打采、忧心忡忡，出现诸如忧虑、多疑、缺乏自信，或者闷闷不乐，时而狂怒不已，时而兴高采烈，发出傻笑，这都是由于体液的分布才产生这种多样性的表现。那种哀伤悲切和沉思忧虑是血液中浓厚的忧郁汁部分造成的。

布赖特对忧郁症的叙述为很多人所认同，它甚至受到威廉·莎士比亚的青睐。莎士比亚研究权威认定，在这位伟大剧作家写他的《哈姆莱特》时，就是以他自己对现实中的忧郁症患者的观察，并参照布赖特《论忧郁症》中的描述来表现他的丹麦王子的。

罗伯特·伯顿 (Robert Burton, 1577—1640) 生于莱斯特郡，在牛津受的教育。他在牛津的基督堂 (Christ Church) 图书馆任图书馆员终其一生。此外，他还是牛津圣托马斯教堂的牧师，后来又是莱斯特郡西格雷夫 (Seagrave) 教区的教区长。

作为一位终生未婚的学者，他长期过着"一种平静的书斋生活"。但这倒使他能够以客观的态度、冷静的眼光来观察人间的世事。

伯顿的第一部著作，1606 年的喜剧《伪哲学家》(*Philosophaster*) 是用拉丁文写成的，讽刺点金术、耶稣会士的教义和假神学。此剧曾于 1617 年在他任职的基督堂演出，剧本据信已经遗失。

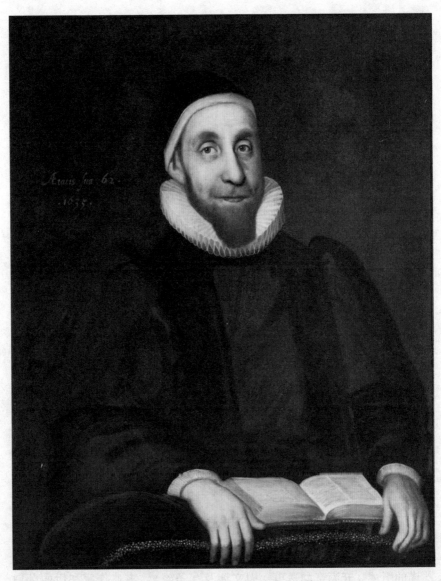

《忧郁症剖析》的作者罗伯特·伯顿

　　《忧郁症剖析》(*The Anatomy of Melancholy*) 是伯顿最著名的作品。这部借古希腊哲学家德谟克利特之名，以小德谟克利特 (Democritus Junior) 的笔名发表的著作，是伯顿倾其毕生之力，研究、补充、修改，最终成为一部厚达一千四百多页的巨著。

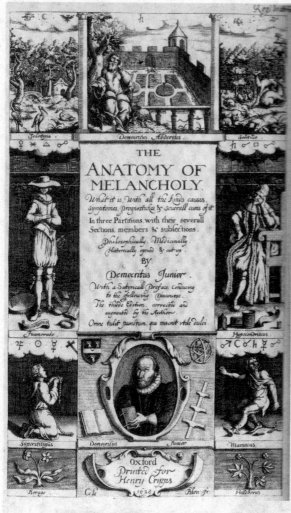

罗伯特·伯顿的《忧郁症剖析》

原来，伯顿只是想探讨忧郁症的因果关系，但最后书的内容覆盖了人类生活的许多方面，包括科学、历史、政治和社会改革。因此，它就不是纯粹研究忧郁症这种疾病的专业著作，而是一部非常有可读性的随笔式的书。

《忧郁症剖析》共分三个部分：第一部分是定义和描述各种忧郁症及疾病发生的原因，第二部分提出各种治疗方法，第三部分着重分析爱情忧郁症和宗教忧郁症。此书的文体多样，既有口语，又有严谨的引述，充满奇闻逸事，引文涉及《圣经》、古典作家和伊丽莎白时代的名著。这样，可想而知，此书在17世纪定然会非常流行，为读者所喜爱。后虽曾一度无闻，但由于18世纪时受到大诗人塞缪尔·约翰逊的赞赏，并因著名小说家劳伦斯·斯特恩的引用而名声大增；19世纪时又因散文家查尔斯·兰姆的热心，该书再次获得浪漫派的好评。今天，《忧郁症剖析》已被认为是对文艺复兴时期忧郁症的经典描述。

伯顿通过自己的观察，看到"全世界都在发疯，患忧郁症"。书中对这些做了十分详细的描述。作者列举忧郁症的种种表现："懒散、孤僻、不满、小心谨慎、沉思过度、企望过高、激情满怀、情欲强烈、痛苦悲伤……"其中重点讨论了他所谓的"爱情忧郁症"和"宗教忧郁症"。伯顿说，爱本来应该是一种亲和的力量，但若变成为"欲"，就具有破坏力，会"毁灭国家、城市、家庭；起阻碍、腐蚀作用；屠杀人群，比雷电、战争、大火、瘟疫的危害还大"。他详尽地分析了因为爱而产生嫉妒的过程及其可怕的后果，说："凡是嫉妒的人，大部分，如果得不到解脱，就会从疑心发展到仇恨，从仇恨发展到狂乱失常、发疯、伤人、杀人和绝望。"接着，伯顿引用 16 世纪意大利诗人卢多维科·阿里奥斯托的《疯狂的奥兰多》中的诗句说：

> 嫉妒是瘟疫，产生最可诅咒的效果，
> 多少人在深深的绝望中寻求死路，
> 嫉妒把人引向疯狂的门户，
> 不管疑心是根据事实还是胡说。

伯顿还论述了宗教方面的忧郁症，说以前没有一个医生讨论过这个问题，但是此病比以往谈到的其他任何一种忧郁症"都更使人痴迷、疯狂，也更有害，它使人类不得安定，使大批凡人的灵魂（像中了魔鬼的妖法）被钉上十字架，远甚于战争、瘟疫、疾病、干旱、饥饿……"

关于忧郁症的治疗，除了传统上说的饮食、运动、娱乐、旅行、通便、放血和服用某些本草药物之外，伯顿力荐《圣经》中大卫对扫罗施行的音乐疗法。有趣的是，伯顿在书中还提到结婚对忧郁症的积极作用，说尤其是对年轻女子来说，结婚是更为有效的。对一般的人，他的劝告是"别寂寞，别闲着"。这无疑是由于伯顿认为压抑会使人心情忧郁甚至患病的关系。

写作《忧郁症剖析》的伯顿，本人也是一位忧郁症患者，四十多年，他大部分的时间都处于忧郁中，独自一个人待在书房里，"抑郁寡欢，使人怀疑会自杀"。他自称撰写《忧郁症剖析》是由于"急切要躲避忧郁症"。看来，像其他科学和艺术创造一样，通过写作来使自己的忧郁情绪获得宣泄、得到升华，确实是缓解精神病的一条通路。伯顿正是通过这条通路，使自己最终成为一位大师。

理性时期

17 世纪是欧洲的理性时期。《剑桥医学史》说，在这一时期里，"科学与技术的进步，职业和官僚政治的发展，遵循供求关系规律的市场经济的扩展，文化教育的传播，所有这些都促进了理性的发展……"（张大庆等译）。这些发展对于科学，包括医学，是特别有意义的。在这方面，《剑桥医学史》是这样具体论述的：

> 从 17 世纪开始，科学文化的发展改变了人们对疯狂的看法，科学革命抨击了体液学说作为对亚里士多德及其追随者所信奉理论的一部分。当时颇为流行的观点是把身体看作一部机器，因此，人们对身体的有形部分如心血管和神经系统进行长期的研究。解剖学家揭示了循环系统及协调四肢脊髓与皮质间活动的神经网络，并开始探讨神经系统在控制感觉与运动中的作用。在这一机械模型下，思想、感情及行为的异常就归因于器官及神经网络的问题……

的确，在英国医生威廉·哈维（William Harvey）于 1628 年发表的《论心脏和血液的运动》（*On the Movement of the Heart and the Blood*）中宣称，他通过实验观察，发现全身的血液由于心脏的类似水泵的作用而通过血管系统进行循环，并在 1651 年的《论动物的发生》（*On the Generation of Animal*）中更明确声言："一切动物甚至包括人自己在内的生殖活动，都是从一个卵子进化来的。"就是"万物皆来自卵"（Omnia ex ovo）。荷兰的安东尼·范·列文虎克（Antony van Leenwenhoek，1632—1723）通过他自己发明的显微镜，在观察蝌蚪的尾巴时发现了五十多个血液循环，还在 1683 年通过放大镜，在自己的牙缝里看到有许多细小白色的活动物在活动。加上著名的意大利医师马塞洛·马尔皮基（Marcello Malpighi，1628—1694）对人体的器官，如肾小球、肾小管、真皮乳头等都有诸多的发现，特别是他观察到血液通过毛细血管网流通，从而支持了威廉·哈维的伟大学说。更有法国圣埃卢瓦医院（Hospital of St. Eloys）医生、蒙彼利埃大学教授雷蒙·维厄桑斯（Raymond Vieussens，1641—1715），整整用了十年的时间，解剖了五百具尸体，来研究人脑、脊髓和神经，于 1685 年出版了《普通神经病学》（*Neurolophia universalis*）一书。请设想一下，在这些可见的科学观察面前，长期留存在人们心中对于精神病病因的神魔观念还能站得住脚吗？理性是一种与感性、知觉、情感、欲望相对的逻辑推理的能力和过程，相信理性的观察和实验才是知识的主要来源和检验标准。在神学中，理性就不同于感性的盲目信仰，它坚信要以发现的方式，或者解释的方式来看待宗教真理。理性时期本来就不相信存在什么无形的超自然的能力，因为它是无法发现也无法解释的。如今这些生理学、解剖学方面的重大进展，切切实实地为人们理解疯癫提供了唯物的依据，并能起来"批评那些被认为不合理的非理性信念和风俗"。同样，风行数百年的"体液"学说，也因为过于神奇、难以理解和无法验证受到了怀疑，而有理由把"思想、感情及行为的异常就归因于器官及神经网络的问题"。所以，总的来说，在这一时期，人类对精神病的认识大大地跨进了一步：相信人若是生什么病，即使是疯癫，那也是因为人体这部机器发生了故障，而不是什么别的缘故。所以同样不难理解，"把身体看作一部机器"的观点在"当时颇为流行"了。

"人是机器"观点的代表人物是法国的笛卡尔和拉·美特利。

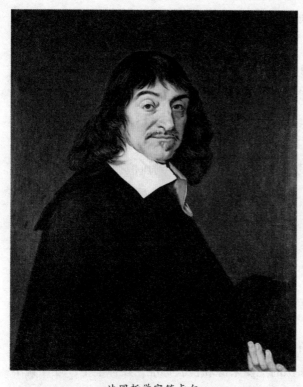

法国哲学家笛卡尔

数学家、科学家和哲学家勒内·笛卡尔（René Descartes, 1596—1650）生于卢瓦尔河畔图尔的一个穿袍贵族的家庭，从小就喜欢思考，往往在早晨时卧床沉思默想。1619 年 11 月 10 日出征驻军多瑙河岸的东营时，他夜里做了一个梦，想到解释几何原理，使几何应用代数的方法。这个梦标志了笛卡尔向哲学的转化。

在西方，笛卡尔并不是第一个阐述理性是通向知识途径的人。毕达哥拉斯最先强调理性，把唯理论归结为"一切都是数"；柏拉图提出了"理念"。但笛卡尔却是第一个现代的唯理论者。笛卡尔有一句名言：Cogito, ergo sum（我思故我在），意思是：思维就是存在。笛卡尔认为，从这一公式出发，就能够推演出完美的普遍的知识系统，例如可以证明人是有思想的，心灵是和物质不同的。笛卡尔推导出这样的结论，是因为他相信人的身体是一部机器，肉体和心灵是体内两个相互作用的实体，肉体影响心灵，心灵影响肉体。就是基于这一基本思想，他写出了他的《情绪论》（Passions de l'ame）、《人论》（Traité de l'homme）等著作。笛卡尔这样说明人体这部机器的工作：

　　据观察，我们身体的机器是这样构成的，凡属精力运动所引起的变化可以使它们打开脑的某些气孔而不打开其他气孔，反之，假使这些气孔有任何一个由于感觉神经的动作而使它的启闭有极少程度的异常，它就会改变精力的运动，使它们导入运动身体的肌肉，引起了通常的运动；所以凡是非意志所导致的一切运动……都仅有赖于四肢的服从，和精力受了心脏热力的激动之后，自然地遵循脑和神经及肌肉的顺序而定，与钟表的运动产生于发条的动力及齿轮的形式是完全一样的。

笛卡尔同时明确指出，心灵和肉体之间相互作用的中心是位于大脑底层中央的松果腺，通过条件反射进行活动，是最完善的机器。但心灵和理性意志力能控制自发的本能和欲望所产生的影响。笛卡尔的这些研究使他因明确将心灵和肉体区分开来而被认为是一位彻底的二元论者和心体交感论的创始人。笛卡尔的唯理论和机械论原则以这种或那种形式被 17 世纪的大多数哲学家所接受。

茹利安·奥弗雷·拉·美特利（Jullien Offroy de La Mettrie，1709—1751）出生于圣马洛，经商的家庭有条件为他提供良好的教育。1725年在兰斯（Rheims）大学取得医学博士学位之后，他成为一名

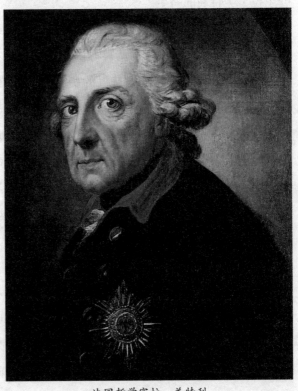

法国哲学家拉·美特利

内科医生。1733 年，他去荷兰世界闻名的莱顿大学，在临床医学的著名教授赫尔曼·布尔哈夫手下研习医学。第二年，学习之闲，他将布尔哈夫的论文《春药》译成法语，并将其中的一些内容用进他的有关性病的论文写作中。之后，他又翻译了布尔哈夫的《医学原理》《疾病的识别和治疗要点》等几部著作。

拉·美特利于 1742 年回到巴黎后，有人向格拉蒙公爵（Duke of Gramont）推荐了他。几天后，他就受命任公爵指挥的警卫队的医生，并多次随同公爵参加战斗。1744 年，在位于莱茵河和黑森林间的布赖斯高的弗赖堡（Freiburg im Breisgau）的一次战役中，法军被普鲁士军队包围，公爵遭敌人的高炮射击阵亡。在各方面条件都极端艰难的情况下，拉·美特利患了一场热病，大概是疟疾什么的。但正是这场病，改变了拉·美特利的一生。

在发着高烧的日子里，拉·美特利深切体会到他的精神力量和身体力量同时衰退，认为这表明精神力量和身体力量之间互有影响，坚信精神现象与头脑和神经系统中有机的变化定然有直接的联系。病体恢复后，他开始收集有关这方面的生理学和医学证据。

拉·美特利花了两年时间使自己的这一思想成熟起来，写成了《心灵自然史》（L'histoire naturelle de l'ame），提出生命的唯物主义哲学。此书在 1745 年出版后，引起一些人的强烈抗议。拉·美特利被迫离开巴黎，退居莱顿。1747 年，他在那里发表了有关这一论题的更加成熟的书《人是机器》（L'homme machine）。此书更加大胆、更加充分并且极有特色地发挥了唯物主义和无神论的观点。

"人是机器"，"是一架复杂的机器"——拉·美特利在书的开头和结尾，都这样肯定。他在书中举了大量的例证说明，是躯体和外在的种种事物影响人的心灵、人的精神。"有多少种体质，便有多少种不同的精神，不同的性格，和不同的风俗。""各式各样的心灵状态，是和各种身体状态永远密切地关联着的。"例如他说，由于机体出了毛病，如脾脏、肝脏或门静脉有一点故障，有一点阻塞，致使"想象力和这些内脏一起被阻塞，因此也就产生了歇斯底里症和忧郁症这一切离奇的病象"。另外，"有人想象自己变成了人狼、雄鸡、吸血鬼，……还有人以为自己的鼻子或别的肢体是玻璃做的"（顾寿观译），根源同样也是这种因"机器"的受阻而造成的离奇的病象，等等。

《人是机器》的发表，为拉·美特利在人体研究的历史中获得了地位。他和笛卡尔的工作，当然还有约翰·洛克（John Locke）、托马斯·霍布斯（Thomas Hobbes）的贡献，使人们对疯癫的病因的认知向心理学的方向靠近了一步。

对疯癫的理解有了唯物的依据之后，必然会有勇者起来"批评那些被认为不合理的非理性信念和风俗"。这方面的代表人物是英国医生威廉·帕吉特。

有关威廉·帕吉特（William Pargeter，1760—1810）的早年生平无人能晓，只知他 1777 年进牛津大学，于 1781 年毕业。两年后他进了伦敦著名的圣巴托洛缪医院，一直待到 1786 年。六年后，即 1792 年，他出版了他最著名的著作《有关躁狂症的观察》（*Observations on Maniacal Disorders*）。帕吉特医生根据自己的观察，否定一直以来把疯癫看成神魔引起的说法，认定躁狂症是一种精神病埋现象。他严正批评了圣公会循道宗（Methodism）造成一种群众性的歇斯底里精神病。

循道宗是英格兰牧师约翰·卫斯理（John Wesley，1703—1791）与他弟弟查理·卫斯理一起开创的一种宗教和循道活动。

约翰·卫斯理 1724 年毕业于牛津大学基督教学院，1725 年由牛津主教立为会吏，1726 年当选林肯学院院士，1728 年成为牧师。

卫斯理在他的日记里说，他在 1738 年参加一次宗教会议时，感到"内心奇妙地热了起来"，经受了一次从未有过的体验，从而确信自己获得了救恩。后来，他向人宣传"因信得救的福音"，吸引了众多的信徒。但是这种宗教狂热的行动往往使信徒沉入迷狂，成为精神

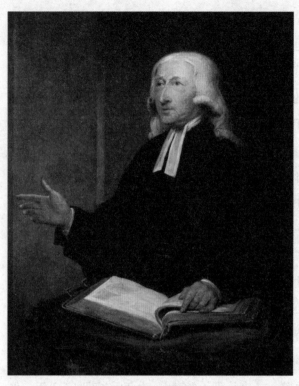

英格兰牧师约翰·卫斯理讲道

病患者。

对于因出于宗教的狂热信仰，在全身倾注中入了迷，从而引起歇斯底里神经质的行动，帕吉特在所接触的病人中见得很多。他不相信这是因为有什么神灵降身，或者是有魔鬼骚扰的关系。基于自己平日的观察和深入的思考，帕吉特正确地指出：

狂热盲信是疯癫的十分普遍的原因。根据我所观察到的躁狂症病例，大多数都起始于宗教的狂热盲信。我曾听一位著名医生说，伦敦最大的医院中，有一家几乎所有的疯癫病人都是由于这种奇怪的宗教迷恋而丧失理性的。循道宗的教义比任何其他宗教派别的教义都更易于对人的理性产生可悲的作用。大脑被神秘莫测纠缠得一片模糊，想象力也因有关将来可怕的苦难而深受震慑。

出于这样的认识，即把疯癫看作一种疾病，帕吉特自己创办了一家疯人院。在这里，他对精神病人绝不采用当时惯常的粗暴做法，而是如在他的书中说的，医生要以温和的态度抚慰他们，制止病态的发作，甚至还应该在他们出现发疯的苗头之前就设法防止它。

另外，像英国医师，有"英国的希波克拉底"之称的托马斯·西德纳姆（Thomas Sydenham，1624—1689），作为临床医学的奠基人，他强调对患者要详细观察并做精确的记载，他所著的《医学观察》一书，在二百年内都被作为标准的教材。此书除了对猩红热、痛风、麻疹等多

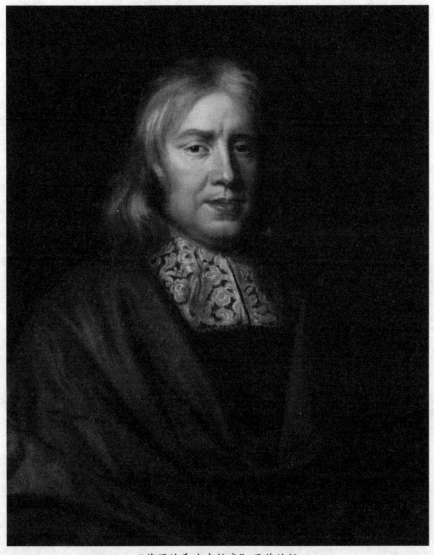

"英国的希波克拉底"西德纳姆

种疾病做出了详细的描述和精确的鉴别外，可贵的还有正确地阐述了歇斯底里、圣维杜斯舞蹈病（St Vitus's Dance）等精神病的本质。除此之外，西德纳姆还在 1682 年写了一篇专门论述歇斯底里症的论文《关于歇斯底里症的书信体论文》（*Epistolary Dissertation on Hysterical Affections*）。西德纳姆指出，"歇斯底里是医生们碰到最多的慢性病"，他通过自己的观察，说是不论男性或者女性，他们患的这种病，看上去很像人体任何一种器官的疾病，症状有的像麻痹症，有的像肾结石，有时是呕吐，有时是头痛，有时是心悸。他肯定歇斯底里是一种病，而不是什么神魔给人造成的痛苦。

只是有像帕吉特和西德纳姆那样认识的，在很长一个时期里都只有少数，多数的人都把精神病人看作受到上帝惩罚的"异类"。要等法国大革命自由、平等、博爱的思想为更多的人所接受之后相当一段时期，精神病人才有可能得到人道的待遇。此前，他们一直都长期生活在冷酷和歧视的目光下。

第三章　病症述说（二）

歇斯底里

　　尽管直至今天，仍然有人翻来覆去地提出批评、质疑，甚至企图否定或加以种种的限制，奥地利医生和心理学家西格蒙特·弗洛伊德（Sigmund Freud，1856—1939）的有关人类心灵的学说——"心理分析"，依然具有无穷的魅力，他的《梦的解析》甚至被认为是影响世界的一百部著作之一。他本人无疑也是他那个时代最有影响而有才智的学术开创者。

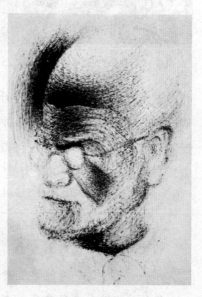

达利画的弗洛伊德像

　　现在多数人对"心理分析"的了解，一般都是基于这一分析方法在文学、艺术、人类学、社会学、宗教学等领域的应用。但是追溯这一方法产生的历史，可以知道，它本来是作为治疗心理障碍的一种手段。

　　在 1873 年文科中学毕业后，可能受德国大诗人歌德论自然的文章

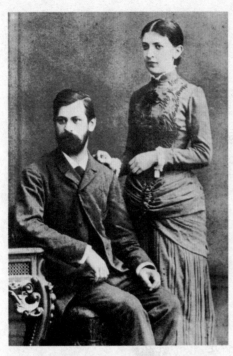

弗洛伊德和他的未婚妻玛莎，1885 年

的鼓舞，弗洛伊德决心以医学为自己终生的职业。他先是在维也纳大学学习生理学，1882年进维也纳全科医院，受到几位著名精神病学家的教导。1885 年他完成了对脑髓的重要研究后，去巴黎的萨尔佩特里埃医院，在后来成为现代神经病学创始人的让-马丁·夏尔科（Jean-Martin Charcot）指导下工作，继续他的神经病理学研究。

从巴黎回来后，弗洛伊德开始和约瑟夫·布洛埃尔（Josef Breier，1842—1925）合作，从事神经病理学的临床研究。弗洛伊德毕竟是一位天才，一开始，他就洞察到这种疾病实际上不是病，而不过是如今所说的转换性反应，因为"患者"没有器质性的病变。"经验告诉我们"，他在与布洛埃尔 1895 合著的论文《歇斯底里研究》（*Studien uber Hysterie*）中写道，这类反应的——

　　大多数形形色色的症状，它们看起来是自发的，或者可以称之为歇斯底里的自发症，实则它们和促发性创伤有准确关系……属于这一类能够追溯到其促发因素的症状，包括多种多样的神经痛和各种麻痹，其中有许多持续若干年，还包括痉挛与瘫痪、歇斯底里发作和癫痫式抽搐，对此，每一个观察者都会看成是真正的癫痫。还包括癫痫小发作以及属于惯性肉跳的症状、复发性呕吐和长期食欲不振以至于拒绝一切饮食、各种形式的视觉紊乱、经常反复出现的幻视等。

像这些看似十分严重的"病症",《歇斯底里研究》指出,"起作用的病因不是那种微不足道的身体损伤,而是恐惧的影响——心理创伤。……任何一种不愉快情感的经验:恐惧、焦虑、羞愧或身体上的疼痛,都可起这种心理创伤的作用……"(陈述祖译)

这就是歇斯底里,即癔病,它虽然也属于精神病中的一种特殊病态,实际上则是一种由潜在的焦虑转化成躯体症状的转换性反应;也是最容易"医治"的一种病,严格地说,甚至是不需医治,只要应用"心理暗示"(Suggestion),便能平息恢复的。

"心理暗示"作用的一个有趣例子是古代歇斯底里症"患者"对医神治病神效的信仰。

古希腊罗马神话中阿波罗和科洛尼斯的儿子阿斯克勒庇俄斯(Aesculapius)被奉为专司治疗的医药之神。流传下来的浮雕描绘他穿着长袍袒胸站立,拿一支双蛇缠绕的手杖,那是医术的唯一真正标记。传说阿斯克勒庇俄斯的医术能使人死而复活。位于伯罗奔尼撒半岛东北部埃

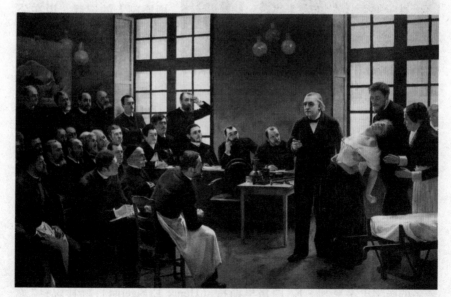

夏尔科对歇斯底里进行实验的演示

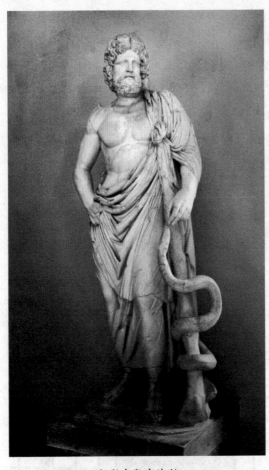

阿斯克勒庇俄斯

皮达鲁斯的阿斯克勒庇俄斯神殿墙壁上的一块块浮雕和神谕，有些直至今日仍一直留存，其中最典型的一块表现病人横卧在床上，身旁坐着一位医生，神医阿斯克勒庇俄斯就立在前面为他医治；刻在大理石板上的神谕说的是神医从神那里得到神谕，赐福患者。病人取走他圣坛上的香灰，掺进酒中，用它来治病；或者在神殿的床上睡一晚，则可获得神助，病也就会痊愈。据神殿匾额上的记载，说在公元前4世纪，有一位名叫安布罗西娅（Ambrosia）的雅典女子一只眼睛丧失了视力。她本不信瞎眼或者瘸腿等残疾真的只要在阿斯克勒庇俄斯神殿睡上一晚便能治好，不过最后还是听从旁人规劝去了。当夜晚来临时，她事后告诉人说，神真的出现在她梦中，答应她要治好她的病，只是她得许下虔诚的愿心。她记得，当时她许诺要献一只银铸的小猪。于是，她说，神随后就切开她那只失却视力的眼睛，为她涂上香油。到了第二天天明，安布罗西娅这病真的痊愈，恢复了视力。这似乎是一件完全难以置信的事。不过，世界著名的医学史家亨利·E. 西格里斯特（Henry E. Sigerist）解释说："癔病是一个人以突然的变聋、变哑，或者非器官损伤的僵痛，来逃避不愉

62

快的现实。"他认为这实际上是属于最容易医治的一种病。西格里斯特说，安布罗西娅其实不是真的眼睛瞎了，而只是视觉障碍，属于一种感觉状态，因此，如果心理上平衡，例如产生信念，这感觉障碍就有可能消失，随之症状也便跟着消失。

像这类歇斯底里症，历代的文学、历史或艺术作品都有所描述，只是比较间断的零星片段，最著名的 19 世纪德国医学史权威尤斯图斯·弗里德里希·黑克尔（Justus Friedrich Karl Hecker，1795—1850）对这类歇斯底里症状曾有极为详尽的叙述。

黑克尔生于德国中部的爱尔福特（Erfurt），1817 年获柏林大学博士学位后任该校的编外讲师，不久，他著的《医学史》（*Geschichte der Heilkunde*）仅出了第一卷，就让他成为助理教授，随后作为医学史教授和著名医学史家直至去世。

黑克尔的医学史研究，最著名的是关于黑死病、舞蹈病和英国汗热病方面，他最重要的作品《中世纪的流行病》（*The Epidemics of the Middle Ages*）被译为英语后于 1844 年由西德纳姆协会出版，被公认是一部经典著作。

《中世纪的流行病》中在描述舞蹈病时是这样开头的：

> 黑死病的后遗症还没有平息下来，千百万此病罹难者的坟墓才盖上不久，在德国，就出现一种古怪的妄想，控制人的心灵，不管人性中的神性刚离开躯体，就在精神上变为一种迷信的梦幻怪圈。

黑克尔这是在点明舞蹈病发生的背景，也就是黑死病大流行给幸存者造成的难以弥补的恐惧心理，使他们产生意识障碍，从而引发歇斯底里症。接着，他开始详细描述病人的疯狂状态。

早在 1374 年，在原古罗马矿泉疗养地艾克斯拉沙佩尔（Aix-la-Chapelle），即今日的德国亚琛（Aachen），有一大群男女，他们来自德国，由于被一个共同的妄想结合在一起，最后就在各街道和教堂展示出这么一种奇观：

> 他们手挽着手，连接成一个个圆圈，似乎完全失却意识的控制，且不顾有众人旁观，一个小时一个小时都在狂热的谵妄状态中连续不断地跳着舞，直到精疲力竭了躺倒在地上。随后，他们抱怨极度的压抑，诉说不如在痛苦的折磨中死去，于是用布紧紧地缠在自己的腰上，以此来恢复精神，并从抱怨中解脱出来，然后再一次投入舞蹈。

黑克尔解释说，他们是按照鼓声的节拍，随着肌肉的痉挛而舞蹈的，在此期间，不时地有旁观者加入他们的行列，来替代那些难以支撑的舞者。而那些沉醉于舞蹈中的人——

> 他们既不看也不听，对于外界的事物，他们的知觉官能完全陷入了无感觉状态，只是被种种的幻象所萦绕。他们在幻想中召唤各位精灵，尖声呼叫它们的名字；其中有些人事后声称他们感到已经被浸落在血的汪洋大海中，血海把他们跃得高高的。另一些人说是自己在发作时，见天国已经洞开，救世主和圣母马利亚坐在宝座上……

过了几个月，继在艾克斯拉沙佩尔出现之后，这种狂热的舞蹈病又在德国莱茵河畔的科隆（Cologne）兴起。在这里，这类发病者的人数超过五百。大约同时，法国东北的梅斯（Metz），街道上甚至充塞了据说有一千一百名舞者。在所有出现这种舞蹈群体的地区，一切正常的日常生活全都停止了。黑克尔描述说："农夫离开他们的耕地，手工工人离开他们的工场，主妇抛下她们的家务，都去加入这放荡的狂欢中，而这座富饶的商业城也就变成最具灾难性的混乱之境……"

不但如此，黑克尔指出，因为这种歇斯底里症是"极具易感性的"，它一出现就很容易像真的传染病一样感染他人，因此，那些受染者"所到之处，就会将这种瘟疫似的讨厌的痉挛扩散开来"。甚至"女孩子和男孩子们也离开他们的父母，仆人也离开他们的主人，在这迷狂的舞蹈中自娱，贪婪地狂饮下这一精神传染病的毒汁。人们看到有一百多未婚女子就这样在各神圣或并不神圣的场所狂乱地发疯……"

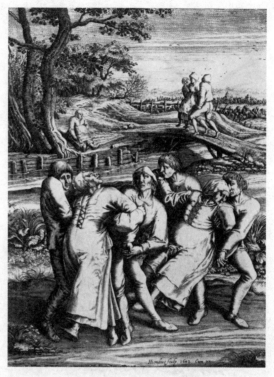

老布鲁盖尔画的舞蹈病情景

据目睹者说，这种舞蹈具有一种独特的模式，或者应该说是舞蹈仪式。参加者主要是农民、工匠和其他穷苦民众，有时也有少数经济富裕的市民和贵族。他们一个小时又一个小时地从一个市镇舞到另一个市镇，还不断地从新地区充实新成员，一定的时候，舞者会多到几百个人同时一起跳。有一些人本来是抱着观望的、看热闹的态度站在一旁的，或者仅仅是为了要去行宗教仪式帮助这些可怜的、患病的舞蹈者的，但后来他们自己也不由自主地加入这一行列中去舞个不休了。

一次，历史记载说，在舞群舞到比利时东部、著名的圣保罗隐修院教堂所在地列日（Liege）时，曾发生过一场争执：教士们坚持说舞蹈者是被魔鬼缠身，他们要为这些受难者施行驱魔仪式；一些反教权主义的派别则对教士百般地数落和嘲笑。后来，这一活动受到当局的制止。

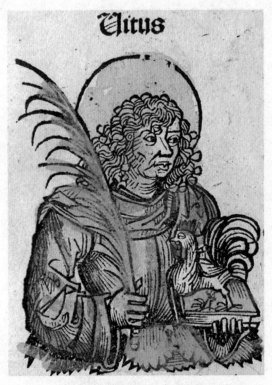

另一次，1418年，狂舞的队伍跳到法国和奥地利边境的斯特拉斯堡，有大批的人加入队伍中去，在市区的街道上发疯似的舞个不停，伴之以风笛吹奏出的音乐和大批观看的人群。其中有许多父母亲，他们非常担心自己的孩子也会加入里面去，反响十分强烈。于是市议会便采取了一项积极的措施，把他们拆开，分成一个个小组，让他们或步行或乘车，安排他们去扎贝恩（Zabern）和罗特斯坦

1493年《纽伦堡编年史》中的维图斯插图

（Rotestein）附近的圣维图斯小教堂，由那里的教士和民众一起为这些患歇斯底里舞蹈病的病人实行宗教仪式，治疗他们这奇特的病症。

安排去圣维图斯教堂是当时流行的风俗。

维图斯（Vitus，? —约303）是西西里议员海拉斯（Hylas）的独生子，年纪很小，在七至十二岁的时候，受了照看他的仆人的影响，就成为一名基督徒。后来，在他由他的基督教徒家庭教师莫德斯特（Modestus）和保姆、莫德斯特的妻子克雷斯辛西娅（Crescentia）陪同周游全西西里时，他皈依基督教的事就为众人所知晓。

最初任执政官、公元253年起继任皇位的罗马皇帝瓦莱里安（Valerian，? —260）一直疯狂迫害基督教徒。他下旨要维图斯改变基督教信仰；另一种说法是他的父亲为他信从基督教非常生气，要把他送交瓦莱里安。维图斯都没有听从，便与莫德斯特、克雷斯辛西娅一起逃往意

大利南部的卢卡尼亚（Lucania）。几年后，他又逃到了罗马，甚至还为后来的戴克里先皇帝（Diocletian，245—316，284—305年在位）的儿子"驱魔"。

据说，维图斯为"魔鬼附体"的人"驱魔"十分灵验。但是他不肯把自己这种灵验的巫术贡献出来。于是，他和莫德斯特、克雷斯辛西娅都遭到种种严酷的刑罚。但是传说即使将

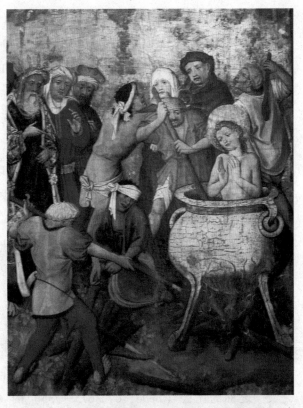

1450 年的画作描绘维图斯被扔进熔化了铅的锅子里

他们扔进熔化了铅的大锅子里，他们还是浮了起来，身体丝毫没有受伤；又将维图斯投到饿狮的窝里，这凶残的野兽见到他时，却满怀柔情地用舌头舔他，表示友好。没有办法，只好放弃对他们的迫害。这时，传说有一位天使把他们带回到卢卡尼亚。但最后他们仍旧被疯狂迫害基督教的戴克里先皇帝处死。据说临死前，维图斯曾祈祷说，凡是把他殉教的这一天作为纪念的人，都能得以防治舞蹈病。从此以后，维图斯不但被奉为圣徒，甚至被奉为"十四圣辅"（Fourteen Holy Helps）之一。舞蹈病也同时被称为"圣维图斯病"，礼拜圣维图斯的风俗随之盛行。

"十四圣辅"是天主教几百年来作为精神救助的十四位古代天主教圣徒，多数是殉教者，分别为圣阿凯蒂斯（Saint Achatius）、圣巴巴拉（Saint Barbara）、圣布莱斯（Saint Blaise）、圣亚历山大里亚的凯瑟琳

（Saint Catherine of Alexandria）、圣克里斯托弗（Saint Christopher）、圣西里克斯（Saint Cyriacus）、圣丹尼斯（Saint Denis）、圣埃拉斯默斯（Saint Erasmus）、圣尤斯塔休斯（Saint Eustachius）、圣乔治（Saint George）、圣贾尔斯（Saint Giles）、圣马格丽特（Saint Margaret）、圣潘塔伦（Saint Pantaleon）和圣维图斯等十四人。据称，他们能医治头痛、背痛、喉头疼痛、胃肠紊乱、癫痫、发疯等疾患，还对会众们在遭遇风暴、闪电、火灾、魔鬼附体、家庭纠纷、突然死亡以及外出旅行中实施救助。此外，他们还是少女、孕妇、接生婆、舞蹈者、演员、医生和乞丐、残疾人等的保护神。

有关维图斯的传说颇多，甚至关于他殉难的地点也有多种说法，主要有两种，一是认为维图斯在卢卡尼亚殉教；另一种认为维图斯等三人都在西西里殉教。有一部6世纪或7世纪或8世纪写于法兰克王国的记述宗教仪式的著作《基拉西圣礼仪式》（*Gelasian Sacramentary*）和南意大利早期的一部福音书中都肯定圣维图斯是解除"魔鬼附体"和医治疾病的。此外，经典著作《英吉利教会史》的作者、有"英吉利学问之父"之称的比德（Bede，672/673—735）的《殉教史》（*Martyrology*）和《古代英国殉教史》（*Old English Martyrology*）也都提到维图斯。而且在古罗马的埃斯基尔山（Esquiline Hill）建有一座维图斯神庙。维图斯的遗物后来被搬迁到巴黎的圣丹尼斯（Saint Denis），随后在公元836年又转到撒克逊的科菲修道院（Corvey Abbey），在德国掀起一阵礼拜圣维图斯的狂潮。另外，在英国，多数的修道院也有礼拜圣维图斯的习俗。

总的说，圣维图斯作为十四圣辅之一，人们相信他具有助人却病的能力，尤其是歇斯底里性质的癫痫病，求助他更为有效。因此，歇斯底里舞蹈病患者祈祷圣维图斯的宗教仪式，在中世纪是非常风行的。当然，实际上，既然大多数舞蹈病病人的歇斯底里症是由于压抑，特别是性压抑造成的，基于对某种神灵的信念，又通过舞蹈的方式，尤其是男女共舞，的确是有助于病人发泄内心的抑郁，从而使症状获得缓解，是完全可能的，也是合乎生理机制的。

正如舞蹈病这种狂热的转换性反应者是不分男女的，由于女性的特殊个性，更易发作歇斯底里，因此也使古代文献作者误认它是由子宫功能障碍引起的妇女病，"hysteria"（歇斯底里）一词就来源于希腊文中的"hyster"，意思是"子宫"。其实，男女两性都可患此病，不但在古代，近现代也常见因潜在的焦虑引起的歇斯底里。最典型的是因性焦虑而产生的歇斯底里，尤其是对那些有所谓高度文明修养的年轻女性来说，因为她们的压抑和焦虑比一般人更深。

在19世纪的一些西欧国家，上流社会家庭的少女，从出生那天起，一直都生活在被人把持和严密"消毒"的环境里。她们的穿着与其说是异常的考究，倒不如说是异常的拘束：腰间紧紧地束一件紧胸衣，因为当时流行的是平胸；脖颈上的衣领扣得又高又紧，卡得人几乎透不过气来；下身鼓起的肥大裙子，使人想要稍快一点移动脚步都十分困难；

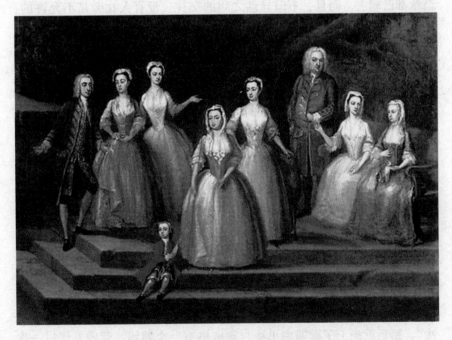

18、19世纪欧洲女子的服装

精心设计的发型，上面是一个个螺髻、辫子，还有摇摇晃晃的珠宝和头饰，迫使人无论是走还是坐，都得老老实实、规规矩矩，不可多动；此外，少女的全身都被裹在服装里，不但两脚盖得严严的，两只手也始终要捂在手筒里，甚至在室内洗澡都要穿一身白色的长衬衣……这样的装束，就是为了让异性甚至同性都不要看见女子的肉体。只要想想，女子这样的穿戴，不但得费去很多很多的时间，甚至如此做的动机本身也是极其荒谬的，因为在那个讲究"道德"的时代，仿佛越是把女性的自然形态掩盖得严严实实，使她们忘掉自己是一个女性，忘掉女性的自然欲求，就越是符合道德规范。此外，时代还通过外在的手段来控制女子。上流社会家庭的女子时时都得由家庭教师陪伴，也就是看管，绝不允许有片刻的独处；不论上舞蹈课还是音乐课，都得有人接送，也就是监视。她们读的书，自然都是经过检查的，就连基督教的经典，也是"节本"或"洁本"的《圣经》，书中涉及人类本性爱情的《雅歌》等篇章都已删去。而且，不但异性之间的交往，没有人在旁是不允许的，连平时与任何人说话、写信，用语上也得竭力避开与性有关的词汇，以至可笑到像"裤子"这么个词都不敢说，而得要用"下装""难以启齿之物"之类的词语来代替。

但是"性"是人的自然欲求，它作为人类的本能，是不可能消除的，外在施加的压力只能将它压制到潜意识中去，它仍然时刻要求得到发泄。性欲只有三条出路：在与异性的性交往中，经由升华的途径使之转化于科学、艺术创造中，还有就是精神病。如果前两条途径没有可能，那么，长期的性压抑只能导致人的精神病。奥地利的现代著名作家斯蒂芬·茨威格（Stefan Zweig）根据自己亲身的观察和深入的研究深深感到，当时的人们一方面心中满怀着自然的性欲求，另一方面又出于"对道德观念近乎歇斯底里的迷恋"，竭力压抑这种自然欲求，结果就使从社会的最高阶层一直到普通的黎民百姓，都"害怕任何的肉体和自然"，最后就患上了歇斯底里症。茨威格有一个姨妈，就曾发作过一次歇斯底里。那是她的新婚之夜，已经到了凌晨一点钟，她还是逃离了新

70

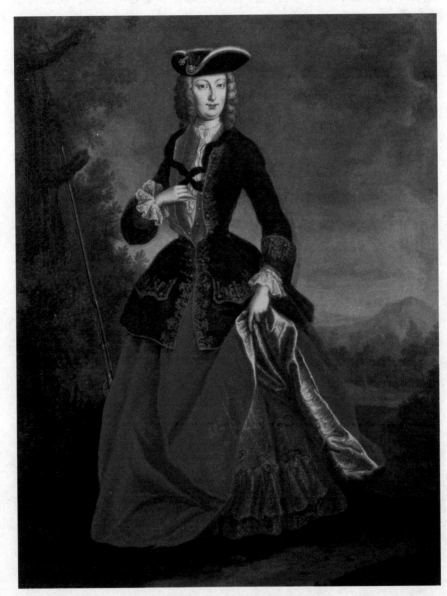

伊丽莎白时代女子的服装

房，跑回到父母的寓所，大吵大嚷，说什么她再也不愿见到那个与她结婚的"下流男人"了，因为他一本正经地想扒下她的衣服，使她害怕极了，她费了好大的劲，才使自己摆脱了他那她认为显然是病态的要求。当然，真正病态的是她自己的歇斯底里，而不是她的丈夫。"近年"，《不列颠百科辞典》指出，"癔病的发病率在世界许多地区渐趋减少，其原因是人们在心理上变得更为世故；在性的问题上拘谨和压抑少了；家长权威制的家庭结构也减少了。"进入现代社会之后，人文主义思想对个性解放和个性自由的呼唤，影响到性的领域；现代生物学、心理学的研究成果，进一步揭示了人类性生理，特别是潜意识中原始本能冲动的秘密。这一切都有助于打破性问题上的拘谨、压抑和专制家长制的家庭结构。人们开始认识到，成人中间的正常的性行为，不但不是罪恶，反而是有助于人体的健康，增强人的自信心，启迪人的思维和灵感。这种开放的心理状态是与精神障碍格格不入的，还会有像几百年前那么多的癔病吗？

忧 郁 症

"文艺复兴"，紧随在中世纪"黑暗时代"之后，甚至只要听到这几个字，人都会激动得发抖。这是一个巨人辈出的时期。"人是伟大的奇迹"（magnum miraculum est homo）是这一时期留给哲学家们的印象；对于史学家雅各布·布克哈特来说，他看到"文艺复兴的文明第一次发现并充分展示人的全部和丰富形象"；至于作家，则有威廉·莎士比亚借助他的主人公哈姆莱特之口的诗句："人类是一件多么了不起的杰作！多么高贵的理性！多么伟大的力量！多么优美的仪表！多么文雅的举动！在行为上多么像一个天使！在智慧上多么像一个天神！宇宙的精华！万物的灵长！"

但是就是这个以如此快乐的雅歌颂扬人的哈姆莱特，自己却整天生活在痛苦和忧郁之中，是一个忧郁症患者，最后甚至陷入了疯狂状态。

其实这并不难以理解。

不错，文艺复兴推倒了中世纪"黑暗时代"的旧秩序，使人的个性和思想获得了解放。于是，在新世纪的人睁开眼睛，第一次看到新的世界展现在自己的面前时，可想而知，他们是何等欣喜若狂啊！于是，这些人便天真地认为，从此以后，主观的权利，个人的自由，心灵的意愿，只要是希望实现的，一切都没有什么不可能实现的，再也不会有什么自己想做而做不到的事了。但是一二百年来现实的实际情况表明，情形完全不像他们所想象的那么一回事，而且越来越不是那么一回事。心中的理想与出现在面前的现实竟是差得那么远。于是情绪极端沮丧，热情备受压抑，内心无比忧伤，而且越是怀有理想，越是有过高期望、过高要求的人，越是会感到沮丧，感到压抑，感到忧伤；越是心智聪慧、感觉敏锐、富有教养的人，越是感到沮丧，感到压抑，感到忧伤——这就是从 18 世纪 60 年代到 19 世纪初期和中期流行于浪漫主义诗人和小说家中间的一种普遍的情绪，它当时曾被赋予一个专门名称，叫Weltschmerz。

Der Weltschmerz，英语译作 World Weariness，也就是"厌世情绪"的意思，用心理学或医学的术语来说，这是"忧郁症"的主要表现。

忧郁症（melancholia）是一种极端抑郁，对自己、自己的生活感到毫无希望、毫无价值的精神状态。

这是一种以悲伤厌世为特征的无比低落的情绪状态，此种情绪让人感到忧郁、悲伤、闷闷不乐、神情沮丧，对周围世界的一切都失去兴趣，终日郁郁寡欢，悲观绝望，心灵厌倦。在忧郁症患者看来，世界上的一切，都是那么黯淡无光，一切都毫无希望，人生太灰暗无趣，没有色彩，有时，他们甚至会愉快地觉得不如一死，倒可以得到解脱。

一般的人，通常情况下，触发他产生沮丧、忧郁情绪的因素有：失却亲人或好友，名誉、地位的丧失，因某事而感到内疚；偶尔也会因某种环境，如阴暗的天气、别人的惨死等，引致忧郁。但是忧郁症往往是毫无缘由的忧郁，是一种没有触发因素的忧郁。患者并不明确地知道是什么事使他感到悲伤、忧郁，他只是预感将会有什么使他悲伤、忧郁的事发生。于是就会出现一种恶性循环：越是悲伤、忧郁便越有这种预感，越有这种预感又越是悲伤、忧郁。这种情绪有时具有普遍性，甚至会成为一种遍及广大区域的世纪性的病态。如在法国大革命前夕的大环境下最先出现在作家夏多布里昂身上的情绪，即是一个非常典型的例证。

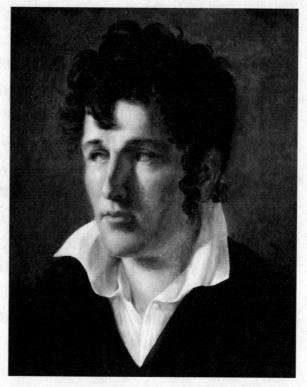

法国浪漫主义作家夏多布里昂

弗朗索瓦·夏多布里昂（Francois‐Auguste‐Rene Chateaubriand，1768—1848）是法国的一位对当时的青年人影响至深的浪漫主义作家。他是在八十岁的时候死的，但是在五十五岁那年就为自己确定了坟墓：建在布列塔尼圣马洛港外的一个孤岛上；坟墓不加雕饰，不用墓碑，也不录铭文。甚至在这之前八年，也就是 1815 年，他就开始写他的与死亡相联系的《墓畔回忆录》（*Mémoires D'outre‐Tombe*）。特别是他在这部遗言式的著作中以象征的语句说的话："……我看得见晨曦的反光，然而我看不见太阳升起了。我还能做的只是在我的墓坑旁坐下，然后勇敢地下去，手持带耶稣像的十字架，走向永恒。"最深切地表明了他病态的个性特点：厌世或抑郁症。

贵族出身的夏多布里昂从小就是一个沉默寡言、心情抑郁的孩子，带有一点儿病态。青年时，他很喜欢一个人孤独地待在那里，沉醉在幻想的幸福梦境之中，想象在意大利那不勒斯或迈锡尼的皎洁的月夜，有一位天仙般的女子或者年轻的女王，姗姗前来，与他在香气馥郁的鲜花丛中相爱。可是醒过来之后，意识到这完全只是空想，自己不过是一个默默无闻、什么也不是的卑微之人时，也就陷入更大的孤独和抑郁之中了。像这种"谵妄"状态，据他自己估计，时间"持续了两年"。在这两年里，他总是"以一种孤独、古怪、奇特但充满快乐的方式打发日子"（程依荣译）。

　　家里想让夏多布里昂去参加海军，但军队的纪律使他害怕；他又想做一名教士，但是教会严厉的自我克制的生活却是他极端厌恶的。绝望中，他曾企图自杀。后来，家里的决定，使他终于加入了保王军；退伍后，1793年前往英格兰，以翻译和教书为生，并开始写作。但是，无论什么，像他自己所说的，荣誉也好，工作也好，幸运也好，不幸也好，都不能使他振作起来，"一切都使我厌倦。我整天痛苦地拖着疲乏的身子，打着呵欠度我的一生"。

　　1792年，夏多布里昂坐在伦敦肯辛顿公园的大树底下，写出了主要人物相同的中篇小说《阿达拉》和《勒内》，前者是写印第安老人夏克塔斯向勒内讲述自己早年的一段爱情悲剧，后者则是勒内向他讲述自己当时的抑郁心情。在以作家自己的第三个名字命名的主人公勒内的身上，夏多布里昂寄寓了自己的生活经历和感情经历，使作品具有较多的个人传记色彩。事实上，夏多布里昂是通过这部小说的创作，来再一次酣畅地重温和发泄他当时的孤独情绪。

　　与夏多布里昂一样，勒内也是一个"出身贵族的欧洲人"；与夏多布里昂一样，勒内也早年丧母，先天性喜孤独，终日沉默抑郁，唯有与个性和他相同的姐姐在一起，才会感到舒适自在。

　　作家的姐姐吕西尔是一个"拥有美丽、天才和不幸的孤独女人"。她的举止、她的声音、她的容貌中，"都有一种梦幻的、痛苦的东西"；

才十七岁，"就悲叹青春年华的虚度；她就想躲进一座修道院。她总是有烦恼、忧愁、创伤……她的态度，她的忧郁，她的美丽，都使她活像一个阴郁的幽灵"。她把弟弟看成她的保护者，夏多布里昂也看她是可信赖的朋友。于是，看到她这种状态，做弟弟的就试图安慰她。可是，一会儿，他自己"也陷入不可解的绝望之中了"。（郭宏安译）这两个人，真可谓是忧郁孤独的一对。

勒内青年时代的生活，就像夏多布里昂的那段时期，处在"动荡不安的生活的海洋"中，无论来到哪里，"身旁总觉有一个裂开大缝的无底深渊"，使他对一切的人和一切的事都"越来越感到厌倦"，而想去彻底隐居。（时雨译）但环境的改变也改变不了他心情的忧郁，因为即使看到一片随水逝去的树叶，也会使他升起一缕愁绪，联想起自身也像这片树叶一样，是一个来去匆匆的过客，而感叹"人是多么的软弱！"没有办法，因为他相信"体内有一股颓丧的暗流"，竟然找不到可以医治自己这种"奇特的创伤"的药物，于是像夏多布里昂一样决定辞别人世。正在这时，姐姐意外地来了，使他在与她朝夕相处的欢乐中暂时打消了死的念头。可是短短的相聚之后，姐姐离开了他，最后献身于宗教。因此，他又和以前一样，沉入持久的忧郁之中……故事的结尾是说勒内的这种情绪受到夏克塔斯和另一位一起听他叙述这个故事的索黑尔神父的斥责。不用说，这种正面的尾巴是无力的，深刻长留在读者心坎中的是一个患忧郁症的贵族青年的形象。

勒内的忧郁表现了夏多布里昂的忧郁心理，但这忧郁却不是夏多布里昂一个人的。夏多布里昂自己说过，他是借勒内来写当时一些青年人的空虚迷茫，以揭示他"那个世纪的一种病象"。的确，像勒内这种有着"富丽、丰盈而又美妙的想象，生活却是贫乏而失意"的青年人，在夏多布里昂那个时代，是十分普遍的。这就如著名的丹麦文学批评家格奥尔格·勃兰兑斯在《十九世纪文学主潮·流亡文学》中谈到勒内时指出的："19世纪早期的忧郁是一种病，这种病不是哪一个人或哪一个国家所独有的，它是一场由一个民族传到另一个民族的瘟疫，就像中世纪常常传遍整个欧洲的那些次宗教狂热一样。勒内只不过是第一个和最突出的一个病例而已。一些最有天赋才智之士都患同样的病。"（张道真译）

勃兰兑斯在《十九世纪文学主潮·法国的反动》中是这样分析勒内的个性的："他是一个高傲到近于狂妄自大，忧郁到颓唐绝望，对事物怀疑到一切漠然的人：他对任何类型的进步都没有信心，深信一切是空的；即使对那些一时给他欢乐的东西，如爱情、名声、社会地位等，他都觉得无用；随着时间的推移，他越来越感到厌倦……"（张道真译）指出了这种忧郁是"一个利己主义者的享乐愿望得不到满足"而造成的病态。因而就不难理解，在勒内之后，同样是由于个人的欲望不能满足，浪漫主义文学中出现了一系列带有作家本人气质和病态的勒内式的人物，使这种气质和病态成为当时"多到遍地皆是"的所谓"世纪病"。

与夏多布里昂一样，法国浪漫主义诗人和剧作家阿尔弗莱德·德·缪塞（Alfred de Musset, 1810—1857）也出身于贵族，从小受过良好的教育，深受父母的宠爱和哥哥的呵护。但他敏感的心灵，看到拿破仑时代已经过去，帝国的容光已经消失，而他个人的经历——曾被情妇抛弃，又曾被朋友出卖，总是使他觉得一切都不顺利，实在生得不合时宜。他炽热的心过早地冷却、失望，而整天陷入忧郁之中。最后，与女作家乔治·桑的分而合又合而分的爱情，为他提供题材，写成了自传体小说《一个世纪儿的忏

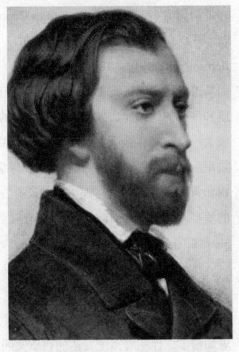

法国浪漫主义诗人和戏剧家德·缪塞

悔》（1836 年）。在小说主人公，深感生不逢时、幻想破灭、信仰丧失因而颓丧忧郁的沃达夫·德·提身上，读者见到一个活生生的德·缪塞。

确实，在当时的欧洲，像勒内、沃达夫这些带有作家本人气质和病态的忧郁症病人真是"多到遍地皆是"。在德国，有弗里德里希·施莱格尔（Friedrich von Schlegel，1773—1829）的心灰意冷、萎靡不振、懒散倦怠的青年艺术天才尤里乌斯（《卢琴德》，1799 年）和路德维希·蒂克（Ludwig Tieck，1773—1853）的认为"我整个的生活不过是一场梦幻"，对一切都感到冷漠、无聊、苦恼、厌恶的英国青年洛维尔（《威廉·洛维尔》，1795 年）；在英国，则是与诗人乔治·拜伦（George Gordon Byron，1788—1824）本人一样那悲郁、厌世的哈罗尔德（《恰尔德·哈罗尔德游记》，1816—1818 年）。后来，这种孤独、伤感、绝望、悲观、厌世的忧郁症"世纪病"又出现在俄国和东欧，起先是在亚历山大·普希金（Александр Сергеевич Пушкин，1799—1837）的《茨冈》（1827 年）和米哈伊尔·莱蒙托夫（Михаил Юрьевич Лермонтов，1814—1841）的《孤帆》（1832 年）中。渐渐地，在作家们从浪漫主义向现实主义转化时，他们笔下的那些多少有着作家本人气质和情感的忧郁症病人便出现了此病的"并发症"，使这些病人最终变成为一个个"多余人"——此病的一种变体：普希金的奥涅金（《叶甫盖尼·奥涅金》，1823—1830 年），莱蒙托夫的毕巧林（《当代英雄》，1840 年），伊凡·屠格涅夫（Иван Сергеевич Тургенев，1818—1883）的罗亭（《罗亭》，1856 年），还有波兰尤里乌什·斯沃瓦茨基（Juliusz Slowacki，1809—1849）的科尔迪安（《科尔迪安》，1832 年）……

从 19 世纪起，西方社会工业的发展和繁荣，商品的生产和积累，赋予居民较大的社会的和物质的利益，显示了物质文明的增长，但同时也给他们带来严重的精神伤害。20 世纪以来，这种情况就更加严重、更加糟了。伴随着高度发达的物质文明，纷扰絮烦的经济动荡，带来了工业危机——生产竞争和失业、贫困、污染、公害……人们一天到晚都处在无比紧张的工作、生活或失业的状态下，已经衰弱的神经，只有靠强烈的刺激才能振作一点，而在一次次的刺激之后，却变得更加衰弱了。于是，整个西方的人，就都像是不同类型、不同程度的病人。当时许多作家，特别是现实主义作家，尤其能敏感而深切地体验到这一点，并以自己的亲身感受，把这种情绪表现在他们的作品中。半个多世纪前，丹麦哲学家瑟伦·克尔凯郭尔（Soren Kierkegaard，1813—1855）在日记中曾经这样写道："我就像是一棵被孤零零地排除在外的孤独的松树。"经常感到自己处在"绝望"的"漫漫的长夜"之中，心情异常忧郁。克尔凯郭尔的这种体验表达了后来生活在西方物质文明社会中的一大批人所共有的忧郁、孤独感，因而被视为存在主义的创始人。这一派的人不相信在这个世界上人与人有真正可靠的交往、真正诚挚的情感，因此，他们认为，主体之间的关系的基础便是恐惧，"他人是我的可能性的潜在的毁灭者"；因此，他们一个个无不都是严重精神病态的人。在法国作家让-保罗·萨特（Jean-Paul Sartre，1905—1980）的日记体小说《恶心》中，社会就是一个充满污垢、罪恶的世界，孤独、精神病态的安东纳·洛根丁对一切事物所感到的就只有"恶心"。另一位法国作家阿尔贝·加缪（Albert Camus，1913—1960）的小说《局外人》，向读者展示了一个极端冷漠的世界，主人公、疯子一样毫无感情的莫尔索在这个异己的世界里，完全是一个"局外人"。表现主义产生和发展于第一次世界大战前后，其起因同样也是一种社会的危机感。德国剧作家奥古斯特·斯特林堡（August Strindberg，1849—1912）本人在这个社会里，就陷入了精神变态的疯癫状态，他的剧作《鬼魂奏鸣曲》就把一个人与人像狼的罪恶而可怕的世界搬上了舞台。表现主义在小说领域的代表、生于布拉格的弗兰茨·卡夫卡（Franz Kafka，1883—1924），一个在奥匈帝国统治之下的犹太人，他的处境也就是他的《变形记》《地洞》《审判》等作品的主人公的处境，整天精神病态地在孤独、压抑、恐惧、惶惑中苦度时日。还有荒诞派作家笔下的人物，所感到的人类荒谬尴尬境遇，世界和社会混乱不可测的病态感受，等等，无

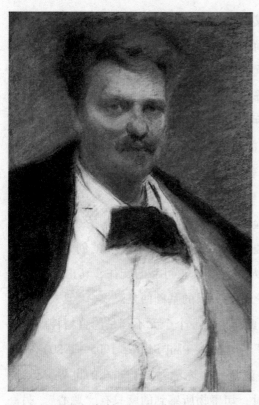
陷入了精神变态的斯特林堡像

不是体现出 20 世纪的人们所共有的一种世纪性的精神病态。

在如今的大环境下，像忧郁症这种"世纪病"是越来越多了。

早在 1989 年，世界卫生组织在一份报告中就提到："全世界抑郁症患者的人数已达两亿人，比 70 年代增加了一倍。"报告强调说，"因此，抑郁病已成了'世纪病'。"

的确，忧郁症是现代文明的通病，一种在现代环境下不分国籍、性别、年龄而到处存在的文明病。无论是为生活中的琐事而忧心忡忡，或是对前途缺乏信心，甚至在现代的大环境下，可以由说不清的因素引起一种无法抗拒或自己并不知道的忧郁感觉。2002 年 8 月，世界卫生组织估计，全世界有百分之三的人患有忧郁症，仅是亚洲至少有五千万的忧郁症患者。最近的一位著名的忧郁症牺牲者是张纯如（Iris Chang），《南京浩劫——被遗忘的大屠杀》的作者。这位心智极为聪慧的女子，一直在执着地寻求历史真相和答案的女子，但是历史和现实却重叠地违背了她的意愿，于是，在忍受了巨大的痛苦之后，她于 2004 年 11 月 9 日，用自己的手结束了自己三十六岁的年轻生命。

第四章　异类的遭际

背　景

说希腊希波克拉底学派的医学水准在古代医学中已经达到"登峰造极"的地步，不只是因为他们"对许多疾病都做了准确的描写"，更在于他们如丹皮尔在《科学史及其与哲学和宗教的关系》中说的，在研究疾病的时候，"并不像亚里士多德和加伦那样去追问'最后因'，他们多问'怎么样'，而少问'为什么'，因而具有现代精神"。

"具有现代精神！"对于几千年前的学术来说，这可是非常高的评价啊！但他们确能担当得起这样的评价。

在古人中间，癫痫病十分常见。到了古希腊时代，由于一些具有极高政治地位的大人物都常犯此病，而其症状又总是使患者失去知觉，在不自知的状态下突然倒地，以致使此病有"倒下去的毛病"和"元老病"（parliamentary disease）等名称。至于为什么会发生这种疾病，一般人都普遍相信，原因是由神魔引起的，因此认为是一种"圣病"。直到以希波克拉底为代表的学派出现，由于他们能从实际出发，对疾病"进行精微的观察和周密地解释症状"，彻底否定了这种神魔论，提出了"具有现代精神"的唯物解释。

有一篇以希波克拉底的名字流传下来的有关癫痫的论文，题为《论圣病》（On the Sacred Disease）。在这篇六千多字文章中，作者否定了传统上一直相信癫痫是神魔方面或是宗教上或巫术的原因造成的疾病。论文一开头就这样写道：

　　说是有所谓的圣病，我觉得它一点也不比别的病更神奇，也不比别的病更圣洁，而是像别的病痛一样源于自然的原因。人们认为它的性质和病因具有神性，乃是由于无知和惊异，因为它完全不像其他疾病。

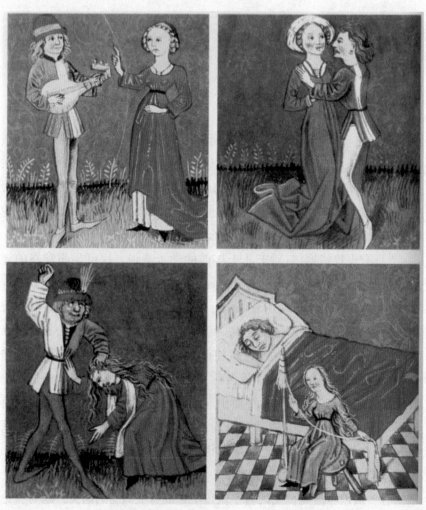

对希波克拉底四种"体液"论的形象描绘

为什么会有所谓"圣病"这个名称呢？作者分析说，最先把癫痫称为"圣病"的是神父、庸医、江湖郎中和自称能够驱魔的巫师这类人，原因是他们以"圣病"来"为自己的无能做借口"。其实，文章说，"脑是这种病痛的原因所在"，疾病的发生是由于脑子里黏液质堆聚过多造成的。

希波克拉底学派的病理基础是"体液"学说，相信人体内的血液、黏液、黄胆汁和黑胆汁四种体液的结合是和谐（crasis）还是不调（dy-crasis），会影响人的躯体甚至心理素质和气质个性。他的《论圣病》就是根据这一"体液"理论，来看待癫痫的发病原因。

希波克拉底解释说，例如，"当黏液突然充斥静脉，将空气阻挡在外，进不了脑子也进不了静脉却阻断了呼吸时，人就会说不出话来"。他分析说：人是通过嘴巴和鼻子呼吸空气的，空气先是吸入到脑，然后大部分进到内腔，部分进到肺，部分进入静脉，并从那里沿静脉分布到躯体其他部位。不过，只有对身体有用的空气进入脑子和各脑室，使它传递到全身各部位的感觉的行动。但是——

> 当静脉因黏液（的堵塞）而接受不了空气时，人就丧失语言和智能，四肢变得无力甚至萎缩，血液也凝滞，不再像惯常那样循环；眼睛也因其静脉得不到空气而扭曲、弯斜、颤抖。因呼吸找不到通路，肺组织起泡沫，人就像在垂死时一样口吐唾沫。……当空气被阻塞在肺部、痰液吐不出时，病人就会不住地踢动两脚；这是因为血液中空气不足，上下急流滚动，肌体痉挛疼痛，才使他不断踢动。

论文最后总结说："所有这些症状都是由于冷的黏液进到热的血液中，使血液凝固和停滞造成的。如果黏液的量又多又稠，因为冷得超过血液使血液冻结，会立即致人于死。不然，黏液的量少且比较稀薄，那么病人先是会暂停呼吸，经过一定时间，等黏液在静脉中与热血混合慢慢渗开和散发之后，情况会得到控制，待静脉吸收了空气，病人也就恢复知觉了。"

所以，希波克拉底不但认为"圣病"是"能够治疗的"，而且否定它的神秘性，断言影响人体健康的，"不会有什么神奇超自然的东西"。

自然，把体液看成发作癫痫和其他疾病的原因，并不正确。可贵的是这一学派追究病因的唯物思想，值得称道。

希波克拉底传记的最早作者，活动于公元 2 世纪的以弗所的索拉努斯（Soranus of Ephesus）是希腊的妇产科医生和儿科医生。他是在亚历山大里亚受的教育，于公元 98 年至 138 年在罗马行医，是医学方法学派（Methodicorum princeps）最主要的代表人物。虽然他是以《论助产术及妇科病》等有关妇科病、妊娠及婴儿护理等方面的著作而闻名，这些著作影响医学界差不多达一千五百年。同时，他还被认为可能是最早研究精神病的一位医学家。有一部名为《论急性和慢性疾病》（*On Acute Disease and on Chronic Disease*）的书，有学者认为是索拉努斯的著作，也有人认为作者是索拉努斯的一个学生，书中有一章是专门论述精神病的一种叫"谵妄病"（phrenitis）的。可惜原书未能留传下来。据其他著作引述，书中对精神病症状的描述极为精辟，尤其是，作为一位敏锐的观察家和有超凡能力的开业医生，索拉努斯一反自古流行下来、当时被普遍采用的残酷的"驱魔"那一套方法，而提出非肉体的治疗方法（non-somatic treatments），主张要根据病人的实际情况和他们的需要，鼓励他们阅读一些有趣的书籍，参加娱乐活动，还可以外出航海，来帮助病情的缓减。著作特别强调，不能将精神病人监禁起来加以管束，尤其不能用强制甚至拷打的手段对付他们，而要多跟他们谈心，安慰他们，排除他们心中的忧虑和不安。医学史家称赞说，索拉努斯对精神病的这种人性化的治疗建议，类同于现代的心理治疗，是医学史上一笔十分宝贵的财富。

但是这种反思远古时代神魔病因论的唯物认识并没有很好地被继承下来。原因主要是受基督教的思想影响。

自从公元 313 年第一位信从
基督教的罗马皇帝君士坦丁一世
（Constantine I，约 272—337）颁
布"米兰敕令"之后，这个原来
一直深受迫害的宗教，其教会势
力，一步步扩展，最后大到不仅
可以干预世俗的具体行政事务，
在思想观念上也极大地影响了教
徒和世俗人的心理。

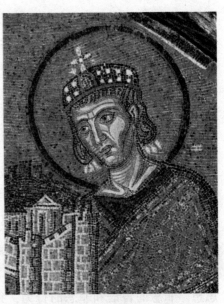

第一位信从基督教的罗马皇帝君士
坦丁一世

就医学方面来说，基督教会
在某些具体的事务上，也起过积
极的作用。

基督教提倡仁爱精神，主张
助人是他们的神圣义务，尤其要
帮助在痛苦呻吟中的病人，认为只要
是病人，纵使是仇敌也要一视同仁，
例如十字军东征中的敌军伤员，都应
该以基督的精神去悉心护理他们。

基督教会最早规定下来的公职
"执士"（Deacon），在接受圣职后，
就开始救护病人。这一"医治百姓各
样的病症"的传统一直为虔诚的教徒
所继承。隐修院建立起来后，修女就
代替了执士做这项护理工作。虽然他
们的所谓"护理"，主要是与病人一
起祈祷，少有具体医疗技术上的服务，
但是他们的态度是至诚的，他们把这
护理工作看成出于对神的爱而做出的

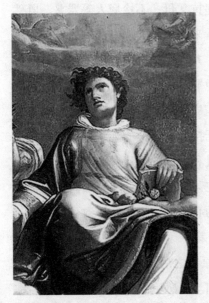

基督教最早的七名执士之一
圣斯蒂芬

奉献，自然也不取任何报酬。这传统后来又在建立医院和去传染病区服侍病人等事例上得到广泛的发扬，许多信徒冒死去麻风病人隔离区照顾那些可怜的人，有的甚至不怕牺牲自己的生命，不但毫无怨言，反而觉得是与主的天国更接近了。

但是基督教总体上有关疾病和医学的思想观念，却严重地阻碍了医学的发展。

基督教声称，自从人类的祖先亚当违抗上帝的告诫，听从罪恶之蛇的引诱吃了禁果、犯下了"原罪"之后，人类就堕落了。因此，人作为有罪种类的一员，生来而且毕生都处于道德堕落的状态。除了从亚当遗传下来的"原罪"之外，人这一受造体往往还会受情欲和冲动的支配，滥用自己的自由意志，有意无意地违抗了上帝的旨意而出现罪恶的思想、罪恶的言语和罪恶的行为，犯出骄傲、贪婪、邪恶、忌妒、暴食、怒和懒惰这七种总称为"本罪"的大罪，还有其他如自私、嫉妒、自夸、侮慢、狂傲、忌恨、无情、背约、酗酒、纷争、狠毒、诡计、放荡、奸淫、异端、邪术和捏造恶事、违抗父母、不怜悯人等罪恶。既然犯了罪，就应该受神的惩罚。在教会看来，一切肉体上的病痛，和种种心灵失调的表现，还有绝望、疯狂等，并不是如人们所说的，是科学或医学意义上的疾病，实际上是因犯有原罪和其他罪而遭受惩罚、丧失灵魂或魔鬼附体的表征。因此，对这类病痛唯一的拯救办法不是医学上说的治疗，而是祈祷神的佑护。正是由于接受了这样的观念，很多宗教徒甚至许多世俗人士，一方面把一切心灵和肉体的病痛看成理应承受的惩罚，同时还相信自己的某些行为终将在某一天受到惩罚，因而时刻都怀着深重的罪恶感，以致长期陷入严重的心理冲突，最后导致了疯狂。英国的林恩市市长布鲁南的女儿玛杰莉·肯普（Margery Kempe，约1380—约1440）想到自己犯有深重的原罪之后，与丈夫过禁欲的生活，去往耶路撒冷、罗马、圣地亚哥等地朝圣，感受到虔诚的喜悦，最后在心智错乱中，觉得自己只有嫁给上帝，是唯一正确的生活。英国乔治·特罗瑟的疯癫更是一个最典型的例子。

86

乔治·特罗瑟（George Trosse，1631—1713）生于英格兰德文郡埃克塞特（Exeter）的一个富裕的基督教圣公会律师家庭。由于缺乏坚强的意志，优越的条件反而为他过放荡的生活提供了方便，以致最后陷入堕落的泥坑。这就是后来他回顾自己青年时代时说的，因为听从于"可诅咒的好色的本性"，激发起他的情欲，过了一段时间十分荒唐的生活。

特罗瑟在他被后人名为《乔治·特罗瑟牧师传》（*The Life of the Reverend Mr. George Trosse*）的自传中忏悔说，他是受"漫无边际的幻想、追逐财富的欲望和在世上生活得奢侈"的意愿所驱使，才前往各地旅行的。在此期间，他沉溺于"灵魂不得再生的现世，享受肉体的欲望、视觉的欲望和华美的生活"，结果堕入了"极大的罪恶和危险的陷阱中"，迷醉在"私通这一最可憎的邪恶"境地。在这种生活的沉沦中，他甚至连患了重病之后，都可悲得没有能想到会死和受罚下地狱，没有想到原曾宽恕过他的仁慈的上帝。最后，这个因被放荡的生活所奴役而变得冷酷无情的人，一个违抗全部戒律的臭名昭著的罪人终于回到了家乡。危机出现了。在经过一阵特有的肉欲享受猛醒过来之后，他突然觉得听到"一些像是激流奔腾的喧闹声"，而且看到有一个"影子"站立在他的床前。"我被极大的恐惧和震慑所控制"，特罗瑟这样回忆说。当时，他说，他分明听到有一个声音在问他："你是谁?"他相信这是上帝的声音。于是，他怀着无比虔诚的忏悔之心回答说："主啊，我是一个大罪人!"并立即跪倒在地，虔诚祈祷。那声音接着说："越加可怜了，越加可怜了。"听到这话，特罗瑟心想，那是告诉他，他的罪恶远比他自己所想象的要严重得多。于是他脱下长袜，赤脚下跪，继续祈祷。那声音仍在继续。他又把紧身裤和紧身衣也都脱掉。他警告自己，他的跪姿仍然还不够低，仍不足以显示他的忏悔。这时，他见地板上有一个破洞，就把身子凑近去，低低地匍匐到污物上进行祈祷。

后来，他觉得那声音又在命令他剪去头发。他想，或许那声音还会要他割断喉管，如果真的听到这样的话语，他是愿意顺从的。他期待着这一命令发出。就在这个时候，升起一道神圣的光，这使他意识到，刚才发出的不是上帝而是魔鬼的声音！魔鬼得知他犯有大罪，最后就对他说："你这个可怜人！你犯下了对抗圣灵之罪。"对抗圣灵，这被认为是不可宽恕之罪，特罗瑟陷入了绝望，只求去死，他受到"良心的折磨"，头像是裂开一样，满脑子是混乱的喧闹声。

接着，特罗瑟继续记述说，他后来因为进一步受那声音和幻觉的打击，最后陷入"发狂的境地"。这时，幸亏他的朋友们认识萨默塞特郡格拉斯顿伯里（Glastonbury, Somerset）的一位内科医生，这位医生"被认为医治此类病例手段高明，且都非常成功"。他们以极大的力气把特罗瑟绑到一匹马的背上，病人也用尽全力反抗，只相信自己正在被拖入"地狱之区"。幻觉让他只听到那声音在说："怎么，一定要让他入地狱吗？多吓人，多可怕！"是魔鬼的声音，特罗瑟后来回忆说，他断定自己是完全被魔鬼缠住了。事实上，这时他真的已经疯了！

当然，是特罗瑟把格拉斯顿伯里疯人院看成是地狱，把上脚镣视为撒旦的折磨，把他同病房的病人当成"刽子手"。真是一个典型的疯癫病人。

特罗瑟记述了一段多么惊心动魄的经历啊！它是多么令人恐惧，特别是对基督教徒来说。它清楚地说明了特罗瑟是如何因生活堕落，受到良心的责备，因基督教的戒律，产生沉重的犯罪感，从而在严重的心理冲突中，一步步导致癫狂的。但同时也说明，精神病，或说是疯癫也常常会这样在莫名的恐惧中产生。

后来，据说由于格拉斯顿伯里那位医生的妻子，"一个非常虔诚的女人"，一直愿意与特罗瑟一起祈祷，最后使他的疯狂状态开始慢慢有所平息，被认为已经可以离开疯人院回埃克塞特了。这位虔诚的宗教徒的自传希望人们相信，不是医学，而是一颗宗教的心，让他的疯狂获得了缓减。

肯普通过口授被记录下来的回忆自己生活的书《肯普之书》（*The Book of Margery Kempe*）和特罗瑟的自传，已经被当作经典性的宗教书籍，影响非常深广，特别是对基督教徒来说，让他们看到自己犯有多种罪恶，理应受到惩罚，唯一的忏悔之路就是皈依上帝。这不但容易使人陷入绝望和疯癫之境，还为遭受残酷的惩罚制造出一条充分的理由。

放逐和拘禁

按照基督教神学理论，给人类带来灾难和疾病的魔鬼中，最大的是魔王或叫鬼王（devil），也就是撒旦（Satan）。他有一个别名，叫别西卜（Beelzebul）。

《圣经·旧约》描述，撒旦原来也是上帝所造的天使，曾与"神的众子（一起）侍立在耶和华面前"。他的任务是在地上巡游，寻找可以进行反面汇报的事与人。与巡视世界、鼓励一切善良的"主的眼目"不同，他的功能是冷眼观察人的无私善行，然后根据上帝的授权在上帝所定的限度内检验这种善行。但是他后来因为骄傲，竟妄想与上帝比高下，因而堕落。他伪装成光明

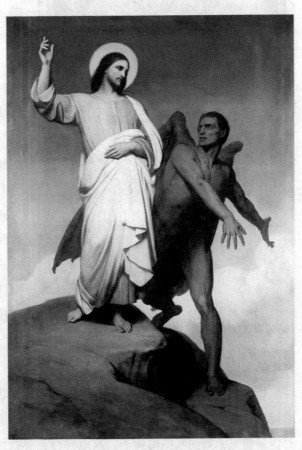

画家笔下的耶稣和撒旦

89

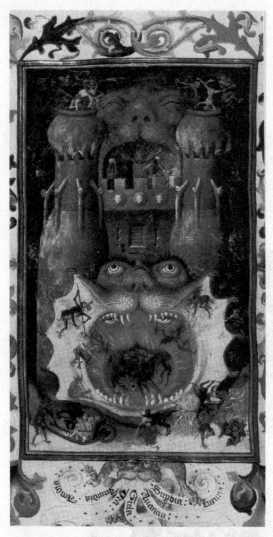

15世纪手稿中的画《地狱之口》，表现受神的惩罚从这里落入地狱

天使与上帝和基督相对抗。他的主要活动是引诱人抛弃生命与救赎之路，而走向死亡和毁灭；他还能进入人的体内，借助他人作祟；他也能通过众恶魔或叫小鬼（demon）的附在人的体内，使人痛苦和患病。他是如此作恶多端，于是耶稣选派了七十人四出传道，制服了撒旦。在他们回来后，"耶稣对他们说，我曾看见撒旦从天上堕落，像闪电一样"。据《启示录》说，当复活的基督从天上复临地上掌权时，撒旦被一条大链子捆绑一千年，然后被释，不久遭受最终的失败，限于永久的惩罚。但撒旦并不甘心，他将恶魔和邪恶的精灵组成一支力量，通过与巫师，尤其是女巫的交往，来诱人作恶，与上帝为敌。

《圣经》里充满有关撒旦和恶魔、魔鬼诱人犯罪和主耶稣施展神力的记述，并教导要遵照耶稣基督的训示："务要谨守、警醒，因为你们的仇敌魔鬼，如同吼叫的狮子，遍地游行，寻找可吞吃的人。"但"靠着主，依赖他的大能大力，……就能抵挡魔鬼的诡计"。据此，基督教会宣称，一个受魔鬼蛊惑也就是"魔鬼附体"的人，宁可死去也比被巫师挽救过来要好，因为要让巫师借助魔鬼的力量来治病，纵使治好了躯体，疾病也定会复发；而且即使在现世肉体得以康复，但由于被魔鬼勾去了灵魂，死后也会下地狱。教会坚信，只有上帝才是有威力的，任何所谓的巫术，全都是骗术；任何不需上帝帮助而取得超自然结果的做法，即是与撒旦或魔鬼勾结的表现，是犯了叛逆的大罪，必须受到惩罚。

《圣经》的描述经教会一解释，使所谓"魔鬼附体"的精神病人和施行"驱魔"的巫师被当成"异类"，从而遭受到残酷惨重的打击。

早期的"驱魔"方法还是较为温和的，例如在一定的仪式上，使用认为魔鬼天然会对它感到恐惧的基督教十字符号，同时象征性地用吹气来驱除妖魔；或者是用圣水，或者诵念《圣经》，或者使用圣人的遗物，以上帝的名义命令恶魔离开；或者让病人去朝拜圣地，等等。渐渐地，方式不断增加、不断变化，变得越来越残酷，越来越不人道。其中最常用的办法，如让精神病人坐在椅子上，把他的头按向冒烟的硫黄，并强迫他喝下一剂混有圣油和芸香的白葡萄酒。还有捆绑或鞭笞精神病人，这可以说是应用得最普遍的一个办法。

克莱奥梅尼 世（Cleomenes I，? —前490）可能是历史上最早遭到非人对待的著名精神病人之一。这位斯巴达国王发疯后，被禁闭了起来，还被"戴上了足枷"。另一个遭受折磨的著名人物是英国的乔治三世国王（George III，1738—1820）。

历史学家说，乔治三世的"悲剧所在"，就个人而言，他是一个"心地善良的人，但遇到的都是一些他难以解决而良心上又不容他逃避的重大问题"。这些事使他一次次深受精神创伤。加上他可能患有一种叫作"卟啉病"（porphyria）的遗传性疾病，此病曾折磨过苏格兰的玛丽女王，玛丽女王又传给她的儿子——英格兰的詹姆斯一世。其他受这一遗传病连累的王族人员还有大不列颠的安妮女王、德国的腓特烈大帝、乔治三世的儿子乔治四世，以及乔治四世的女儿夏洛蒂公主——她

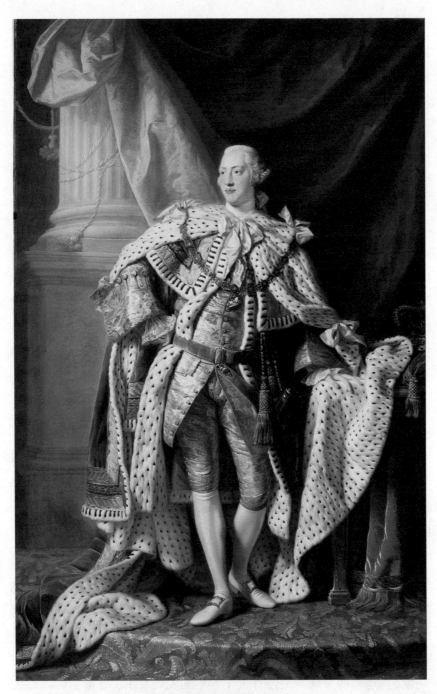

加冕时的英国国王乔治三世

在分娩时死于此病。

　　乔治三世的病第一次发作是在 1765 年，即他与德国的夏洛蒂公主结婚之后的第五年。症状很是典型：皮肤发炎、发痒，腹痛，呕吐，四肢无力甚至麻痹，尿液颜色呈葡萄酒样，因刺激脑部的神经受阻，引起类似于癫病的症状。

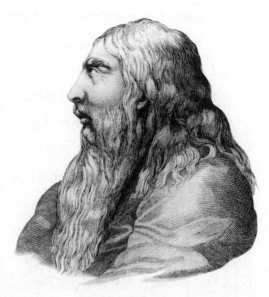

晚年患病的乔治三世

　　1783 年，乔治三世的儿子威尔士亲王成年。但由于他与父亲的政治见解不同，又与一些赌友意气相投，使国王感到十分沮丧和愤怒。加上紧张工作的重负，国王的精神严重崩溃。此后他至少有四次受激动、瘫痪和神志昏迷等症状的折磨。在这段时期里，他在温莎堡（Windsor Castle）

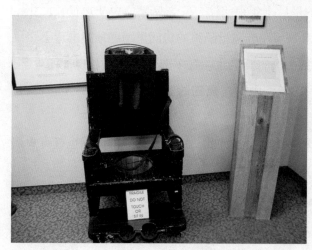

博物馆中展出的镇静椅

的日子不但都在孤独中度过，而且常常给穿上"拘束衣"（straight jacket），被锁在镇静椅（tranquilizing chair）上。历史学家约翰·克拉克曾这样描述作为精神病人的乔治三世所受到的对待：

当知道国王能活下去但不能恢复理智时，把他转移到温莎并到了丘园（植物园）。乔治的御医们可能认为他们的治疗方法是对头的，然而，毫无疑问，那些治疗残酷得令人发指，只能延缓病人的康复。乔治在丘园的主治医生是林肯郡一家私立疯人院的老板，一个名叫弗朗西斯·威利斯的大夫，治疗主要是训斥、威吓、穿拘束衣。假若国王拒不吃饭或吵闹不休，就把他的两腿绑在床上，再用一个箍带沿着周身捆扎起来。后来，又用一种特殊的铁椅子限制他的行动。……迫害人不止威利斯一个，还有一个沃伦大夫，他坚持要把一种斑蝥和芥末敷料涂遍国王全身，这样，引起的水泡苦痛难熬，就会把国王身上的"坏体液"吸引出来。

奇怪的是，乔治的病情居然一度有所缓解。但是 1810 年，他的小女儿阿米莉娅去世，这使他受到极大的打击。他旧病复发，第二年，便完全陷入精神错乱之中，而且双目也都失明了，直至 1820 年去世。克拉克说："乔治一生的最后十年很悲惨。又老又瞎，白胡须很长，穿一身紫色的晨衣，在温莎城堡一套与世隔绝的房间里蹒跚地踱来踱去。"

乔治三世的病情很为人们所关注。有多部艺术作品表现他的生平，就在 1993 年，也有一部新编剧作《疯狂的乔治三世》（*The Madness of George III*）上演。

一个国王，患了精神病都尚且如此，一般普通人的遭际也就可想而知了。

1494 年，德国人道主义者、诗人塞巴斯蒂安·布兰特（Sebastian Brant，1458—1521）在巴塞尔出版了他用德语写成的《疯人船》（*Das Narrenschiff*）。

生于斯特拉斯堡的布兰特在巴塞尔大学获得哲学和法学博士后，留

校任讲师。在《疯
人船》之前，他曾
写过一本法学教科书
和几首诗，还为当地
的出版商编过一些
书。在政治上，布兰
特忠于神圣罗马帝
国，马克西米连皇帝
任命他为帝国参议员
和在领地内享有王权
的伯爵。当巴塞尔于
1499 年加入瑞士联
邦后，他回到了帝国
的斯特拉斯堡，先后
担任该城的多种行政
职务，直至 1521 年
去世。

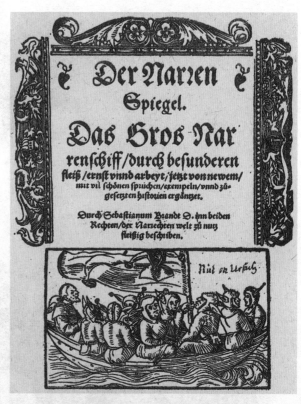

1549 年出版的《疯人船》

　　《疯人船》是 部长篇伦理诗，写一条载满疯人的船只，由一名疯
人驾驶，开往一个叫"纳拉戈尼亚"（Narragonia）的地方，也就是
"疯人岛"。全诗描述了酒鬼、罪犯、妖娆的女子、纵欲的修士、受贿
的法官、行为不端的教士以及挥霍钱财和爱管闲事的人等各类疯人和他
们的一百一十种疯癫过错、蠢行和恶习，各章的篇目有"傲视上帝"
"钱财婚姻""吵闹教堂"等，有一些章节则以赴疯人岛作为共同的主
题。诗篇语言通俗易懂、遒劲有力，加上大概是大艺术家阿尔勃莱希
特·丢勒的插图，使作品立即获得很大的成功，从 1497 年到 1548 年的
半个世纪里，被译成拉丁语、法语、英语、荷兰语和低地德语等多种语
言，成为出版史上的第一部世界性的畅销书，引起一种所谓"疯人文
学"（英语译为 fool's literature）的产生。而诗中所描述的"疯人船"，

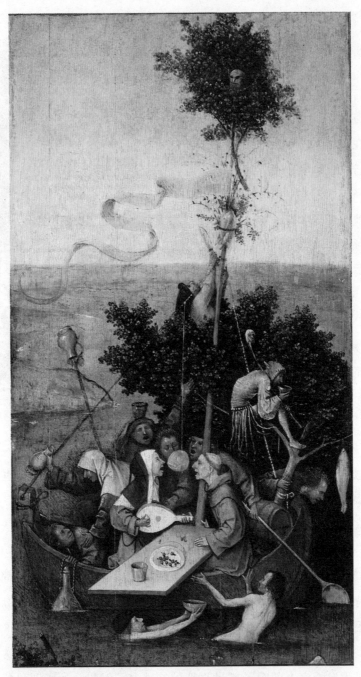

希罗尼穆斯·博斯画的《疯人船》

罗德里克·E. 麦克劳在他主编的《医学史百科全书》（Roderick E. Mcgrew：*Encyclopedia of Medical History*）的"精神病"词条中说："也已经成为文学艺术中的一种持续的意象，以及人性中的愚性和永不停息的象征。"

所谓的"愚性和永不停息的象征"，是指精神病人与酒鬼、罪犯等人一起，被赶上类似"疯人船"这样的船只，"永不停息地"在无尽的时空里漂泊和流浪。麦克劳举例说："德国的乡镇档案材料表明，各地方当局定期将那些精神上有缺陷的或者疯癫的人驱逐出走，不管这些被驱逐的是本地人还是要求避难和保护而游荡来此的过客。有些乡镇就把他们的精神病人转交给海员，甚至租一艘船来把他们运走。"

麦克劳的这段话是有充分的事实和数据支持的。档案材料记载，1399 年，在法兰克福，一名裸体在街巷游走的疯癫病人被交给海员带走；15 世纪初，美因茨也这样驱逐了一名疯癫病人；整个 15 世纪上半叶，纽伦堡有六十三名疯癫病人登记在册，其中三十一人遭驱逐；此后半个世纪里，至少有二十一名遭当局拘捕的疯癫病人被这样带走。德国是最常见到这种驱逐疯癫病人习俗的国家。但也并非只是在德国，欧洲其他地方对待精神病人的做法也差不多，而且被驱逐的不只是已为城镇当局所拘留的疯癫病人，还有在街头巷尾临时抓住之后立即遭送的。常常是还没有等到规定的时刻，船员和水手们就提前把这些令人厌恶的受难者赶下船。人与人之间已经完全失去同情之心。更有甚者，这些遭驱赶的人，常常会受到鞭笞，目的是使他们不再返回，如果有谁对这种警告不予理会，第二次就会遭到更重的棍击棒打的惩罚，因为他们相信这是惩罚"渎圣罪"的通用形式，对待因犯有这一罪行而发疯的人会特别有效。事实是这种鞭笞已经成为放逐和驱赶疯癫病人的惯用手段了。这些疯癫病人在交给海员之后，就被困在船上，无法逃遁，在不可捉摸的命运中漂流。

自然，并不是这样一来，所有的疯癫病人都能如当局之意被赶离自己的管界。除了"漏网"而未能被驱逐的外，有的疯癫病人被赶走又逃了回来。有记载说，在德国的法兰克福，有一个铁匠，被驱逐两次，又两次再重新回来，直到第三次才终于被赶走。也有海员刚答应将疯癫病人带往远处，随后便立刻放他上岸回去。

但是当局也总是有他的办法。

十六七世纪的欧洲，连年的战争，还有大屠杀、恐怖事件甚至瘟疫等，把社会搅得一片混乱。这对皇家国王的统治自然是一个威胁。他们感到，要维持自己的绝对权力，唯一的办法就是要使社会保持稳定和秩序。这就预示着要对一切被认为可能影响社会秩序的人采取强硬的、严厉的态度，最好是使他们与社会隔离。日益增强的理性和有效的政治制度加速了这一进程。试图通过解决无秩序来建立社会秩序，施行得最有系统的是法国。

1643 年继任法国王位的路易十四宣称"王公们是神的使者，是神在世间的副手"，声言他作为国王，是神圣的，行使专制权力是他的职责。为了实现这一想法，他要求市镇、法院、行会，每个人都得服从他。他最不能容忍一切混乱的局面。他以此目的实施的一项重要措施，就是在 1656 年 4 月 27 日发布的皇家诏书中，提出在巴黎建立"总医院"（l'Hopital Général）。

总医院是一个行政系统，收容男性疯癫病人的比塞特医院（Bicetre）和收容女性疯癫病人的萨尔

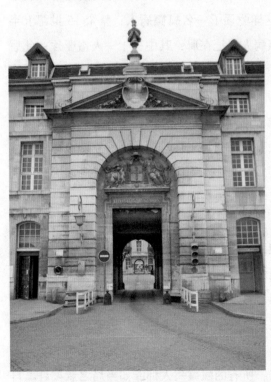

萨尔佩特里埃医院

佩特里埃医院（Salpètrière）都从属于它。"总医院"的根本目的，总的来说，是要清除街头的穷人和其他被认为会妨碍社会秩序的闲散之人，把他们转化为稳重的劳动者。但在当局看来，非理性的精神病人要比任何一个影响社会秩序的人都更讨厌，因为在他们看来，这些人都是不可教的，因此，在这个史学家称之为"大禁闭时期"（The Age of Incarceration）的年代，精神病人就与穷人、乞丐、罪犯、妓女、老年人、慢性病人、失业青年等，都一起被扫荡进这种新型的"总医院"里，占所有被逮捕者十分之一，是最有可能要无限期地被"禁闭"在那里的人。

总医院不是，也不像一个医疗机构，而且从其功能和目标来说，与医疗毫无关系。只要想想，这里共收容了六千人之多，却仅仅配备一名医生，就不难理解这一点了。总医院实际上是一个禁闭所，简直可以说是一座牢狱。创建它是为了对付"拖累社会"的人，它被特许具有"命令、管理、行政、商务、司法、教养和惩罚等一切权力"，"掌握着许多必要的、足以达到目的的火刑柱、镣铐、监狱和地牢"，而且这些权力都是绝对的，"不以任何方式受大施舍团管辖，亦不受其中任何重要官员管辖，……完全免除任何总改革机关的官员们和大施舍团其他官员的指导、视察和判决。对于任何其他人，我们亦禁止任何可能的了解和判决，亦无以上权力"。（林志明译）也就是说，是一个既不受法院，也不受警方管辖的机构，它的所作所为不受社会约束和制裁，对它的决定不存在"追索权"（recourse）。总医院的管理者可以凌驾于法律之上胡作非为，受害人纵使求助于法律也无济于事。

有关总医院对待精神病人的残酷，许多参观过的人，都曾以自己的亲眼目睹，做了真实的记载。

一位叫德波尔特（Desportes）的法国人，在《关于照看疯癫病人的报告》（*Report on the Care of the Insane*）中，描述他在这两家法国著名精神病院里见到的情况，说在比塞特，那些"不幸者的全部家具就只有草垫。他躺下时，头、脚和身子都贴着墙。石缝里滴出的水浸透他全

身，使他不能安睡"。萨尔佩特里埃的单人囚室，情况也类似，"冬天
一到，这个地方更可怕，更经常地造成死亡。当塞纳河的河水上涨时，
这些与下水道处于同一水平的小囚室不仅更有损健康，而且更糟糕的
是，它们变成大批老鼠的避难所。每到夜晚，它们就袭击禁闭在这里的
不幸者，咬能咬到的任何人。那些疯女人的手、脚、脸都被咬。这种伤
害很严重，已有几人因此而死亡"（刘北成等译）。

　　精神病人不但物质上的生活条件如此恶劣，遭到肉体上的摧残，更
重要的，在心灵上也受尽了折磨。有一位参观了萨尔佩特里埃的人说，
在那里，精神病人被"像狗一样拴在囚室门口。有一个铁栅长廊将其与
管理员和参观者隔开。通过铁栅给他们递进食品和睡觉用的稻草。用箊
子把他们周围的污物清扫出来"。而且，精神病人还常常不被当人看待，
遭到人格侮辱。亲身受过牢狱之苦、后来成为国民议会会长的米拉波伯

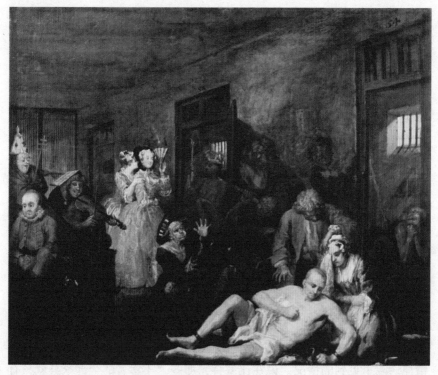

荷加斯画的精神病人的惨状

爵（Honoré-Gabriel Riqueti Mirabeau）曾撰文猛烈谴责比塞特医院把疯人"像稀有动物一样"展示给"愿意付一个硬币的大傻瓜"看，说这种做法"超出了最冷酷的人性"。在比塞特，天气好时，每天可以多到二千多人，像参观动物园一样地由导游领着去参观精神病人表演舞蹈和杂技。

极具讽刺意味的是，以这两家医院为主的总医院竟被看成全法国的公共医院和私人医院的模范。于是，国王 1676 年 6 月 16 日的敕令要求"在王国的每个城市"都建立"一个总医院"。结果，到 1787 年的大革命前夕，有三十二个外省城市都已经建好总医院，占全法国的三分之二。有意思的是，有的地方创建的速度甚至赶在敕令之先。如在里昂，早在 1612 年就建立了一个功能与总医院相似的"慈善机构"，图尔的大主教在敕令颁布不到一个月的 7 月 10 日自豪地宣布，说"他的城市有幸预见到国王的虔敬意图"，于 1656 年就建立起了一所名为慈善院的总医院，"其制度已成为王国内外随后建立的一切慈善院的样板"。而且，原来就存在的医院，如巴黎著名的主宫医院（Hotel-Dieu）等也都为精神病人另设专门小房。

问题还不只是在巴黎和法国，这种类似总医院拘禁精神病人的机构在欧洲都有其普遍性。在德国，这类机构称为"教养院"或"改造所"（Zuchthausern），第一个是 1620 年在汉堡开设的；其他在巴塞尔、布雷斯劳、法兰克福、柯尼斯堡、莱比锡、哈雷、卡塞尔等地的，都建于这一世纪的下半叶。还有，在一些原来的医院里，也专门建起"疯人塔"（Narrturmer）或专供精神病人生活的单人房，将精神病人集中在这里，如埃宾的条顿骑士医院设有"疯人院"（Tollhaus），爱尔福特的格罗兹医院所设的叫"疯人棚"（Tollkoben）。

在英国，禁闭的历史更早。1575 年的一项关于"惩治流浪汉和救济穷人"的法令规定每个郡至少都要建立一个，他们称这类私人机构为"感化院"（bridewell）。第一家公立的教养院建于 1697 年，随后，布里斯托尔、都柏林、普利茅斯等地都无不建有这种"感化院"或"济贫院"等机构。这样，正如有关的著作中说的，"经过几年，整个网络已遍布全球"。

伦敦的伯利恒圣玛丽医院（St. Mary of Bethlehem）原是为患病的和无家可归、饥不得食的穷人而创建的，在希伯来语里，Bethlehem（伯利恒）就是"面包房"的意思。它最初由伦敦郡长西蒙·菲兹·玛利（Simon Fitz Mary）为纪念圣母马利亚于 1247 年建于主教门大街（Bish-opsgate Street）时，是一座小小的隐修院。1330 年成为一所在英格兰、苏格兰和威尔士三地收集救济金的医院。1403 年起，医院有一部分用作收容疯癫病人的收容所；在这年的入院名单上，记录有六名"丧失理性的"男人。后来，Bethlehem 在大众口语中被俗称为 Bedlem（贝德兰姆）。1547 年 1 月，国王亨利八世正式将它移交给伦敦市，成为一所精神病院。贝德兰姆对待精神病人异常的残酷和野蛮，不但在英国本土，甚至在全世界都臭名昭著，以致在英语中，Bedlem 竟演变为"可怕的精神病院"的同义语，成了英语中的一个普通名词。有一份提交给英国

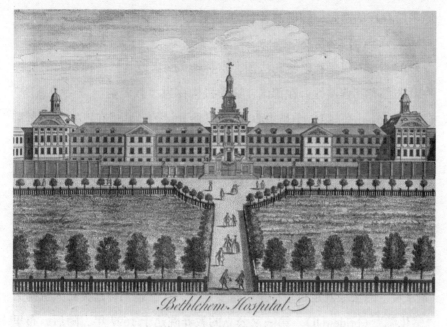

皇家圣玛丽医院

102

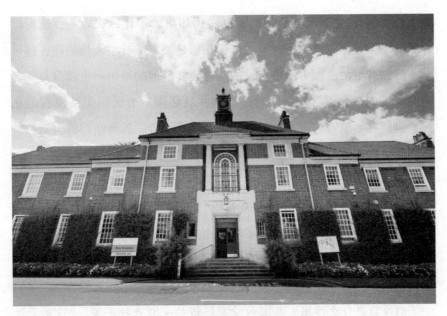
臭名昭著的伯利恒医院

国会下院的报告说道，伯利恒医院每个星期天都要"展览"精神病人，来参观的人付费一或二便士，使此项收入高达近四百英镑。这就表明，每年参观者多达九万人次……英国大散文家约翰·伊夫林（John Evelyn，1620—1706）在他1656年4月21日的日记中记述，说他曾在贝德兰姆亲眼看到几个可怜的人被锁链捆绑着，甚至活动都很困难。

就这样，很长一个历史时期中，精神病人都窒息在这种"奇特的权力"，或称"第三种压迫秩序"（Third Order of Repression）之下，直到18世纪末至19世纪初，在这阴暗的病院照进一道新的曙光。

严刑和火刑

《圣经》是基督教的经典，对教徒来说，《圣经》里的叙论，都是绝对可信的事实和不能违背的行动指南。

《圣经·哥林多前书》里引有一句据称是使徒圣保罗的话，"我说男不近女倒好"。虽然圣保罗后面也说到如果禁不住欲火攻心，也可以嫁娶。但圣经学家认为圣保罗的真正意思是要求圣徒学天使的样，过一辈子的独身生活。因为一个虔诚的基督教徒，他的整个一生都只是一名走向"天国"的过客；而要想进天国，就必须放弃天国里所没有的东西，也只有不结婚的男女才能做到一心侍奉上帝。那些结婚的男女，一方面既要同丈夫或妻子生活在一起，一方面又希望同上帝生活在一起；一方面要叫丈夫或妻子喜悦，一方面又希望让上帝喜悦，这岂不是把上帝和自己的丈夫或妻子等同起来看吗？因此，对一个爱上帝的灵魂来说，同时又要爱丈夫或妻子是不可能的，那无异是一种奸淫。根据这一推理，《圣经》中"男不近女倒好""凡看见妇女就动淫念的，这人心里已经与他犯奸淫了"等的教导，便成为严格的禁律。

但这算是什么逻辑？英国哲学家贝特兰·罗素抨击说："这种看法是违反生理事实的，只能被精神健全的人看成是一种病态的心理失常，但是却根植于基督教伦理学中，在基督教的全部历史中成为导致精神疾患和有害于身心的人生观的一种动力。"

事实确是如此。正是这种基督教的禁欲主义伦理，长期压抑着信徒的心灵，造就出一大批的精神病人，尤其是在中世纪，此种情形格外严重。

黑暗的中世纪，特别是在 14 世纪末，黑死病大流行虽然已经过去，但是它对人造成的恐怖却永远无法消失。人们提心吊胆，担心在未来再一次魔鬼作祟的瘟疫中，自己是否能够获得神的拯救。这想法时刻交织在他们的心头。正是这种心理冲突所产生的意识障碍，使很多人要在癔病的发作中，来逃避或忘却幻想中的这一可怕的未来。另外，在那些岁月里，长期沉重而伤害身体的劳动，加上连年的内乱和战争，使妇女的人数大大超过男子，留下了许多寡妇。许多女性，最多的是一些年轻的寡妇，在强大的宗教压力之下，连人类的天性，即性的欲望，都不得不长期压制着，以致陷入严重的精神病态之中。

癔病即歇斯底里，它作为一种转换性反应，实际上并不是器质性的病变：没有什么实质性的病，却在感觉、运动和精神上表现出奇特缺失，出现诸如恶心、呕吐、呃逆、失音，特别是颤抖、抽动、痉挛甚至瘫痪等古怪"症状"，是很容易被看成由于魔鬼附体的缘故，或认为这些人本身就是巫师或巫女。

在中世纪，在性欲受压抑的人中间，风行一种调节手法，即在实在过于焦躁难忍之时，暗暗地将掺有曼陀罗液汁的药膏揩在自己生殖器的黏膜上。

曼陀罗（mandragora，是果实，曼陀罗草叫"mandrake"）是一种双子叶植物，有一个硕大的根，使它像人形，或是像婴儿的四肢，并因这种形状，使古人相信它具有促进生殖和催情的作用。这作用在许多史籍，甚至《圣经》中都有记载。当代研究魔鬼学的专家，法国的罗兰·维尔纳夫（Roland Villeneuve）在他的著作《狼人和吸血鬼》（*Loups-garous et Vampires*）中指出，曼陀罗"能使人产生痴呆、阴茎异常勃起、嗜眠等症状"。但同时曼陀罗也有一种副作用，即"用它擦拭身体，会使人产生一种飘飘欲仙的感觉；而服食它的人则会觉得自己变成一种动物"，造成一种"暂短的精神错乱，或神经衰弱、极度兴奋的状态……"

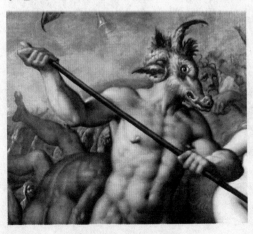

基督教艺术描绘的魔王

从曼陀罗的药性可以看出，使用它的人，在性欲望上果然可以部分地得到暂时的满足，但也很容易萌发歇斯底里等的精神病症状。而在这种精神状态下，是很容易接受客观现实的，包括在接受审判时会莫名其妙地轻易承认自己是指控者所称的"撒旦的情人"或"魔鬼的

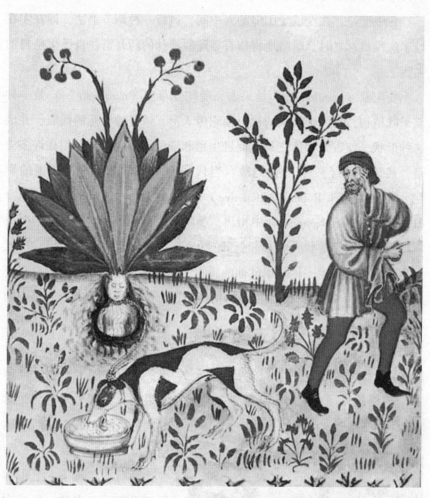

1474年一册书中所绘的采摘曼陀罗的画

仆从"——巫女等。

当然，实际上世界上既没有撒旦和各种各样的魔鬼，也没有巫女。但是基督教会需要说它们存在。法国百科全书撰稿人、著名哲学家和无神论的著名阐述者保罗·霍尔巴赫（1723—1789）指出："上帝非常需要魔鬼，因为他可以把一切蠢事统统

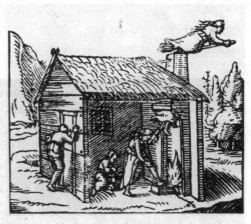

传说女巫都是从烟囱里进出

记在它的账上。上帝没有魔鬼是不行的，敬畏上帝常常不外是出于对魔鬼的恐惧。"基督教会既然需要维护上帝，因而也就需要为此而制造魔鬼及其仆从的存在。而在信奉基督教的大众的心目中，相信意志自由是上帝之所赐，而女人是最容易受魔鬼影响、最容易被诱惑的人，魔鬼进入她们体内后，才使她们意志失常——发疯。于是，神志不清的精神病人便成为教会所谓"巫女"的合适人选。

在有关"巫女"的传说中，最广为流传的是说"巫女"可以在身上涂上一种她们自己特制的油膏，通过烟囱口飞出去，随后便骑上魔鬼提供的山羊、公绵羊或狗，参加所谓的"巫女夜会"（witches' sabbath）。在夜会上，巫女们会践踏十字架，向长着山羊蹄并有一条长尾巴的撒旦宣誓效忠，并吻撒旦的屁股，从而就把自己的灵魂交给了魔鬼。于是，魔鬼就授予她们巫术，使她们能够实现任何的愿望。

在中世纪，这类传说由于流行得太多，几乎已经被确认为是众所周知的事实，以致不再有人怀疑，甚至当一个精神病人被指认为是巫女时，迷迷糊糊中也觉得自己确实是参加过这样的"夜会"。在法国学者雅克·洛维奇所编的《巫术奇观》（谢军瑞等译）中，谈到有这么一桩案件。

那是1620年3月，一个名叫安娜·德·尚特雷娜的十七岁的姑娘

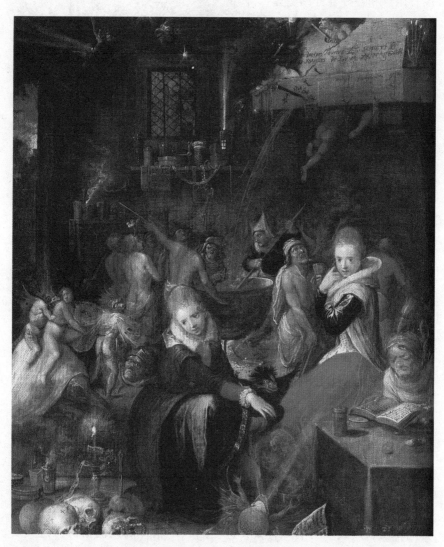

想象中的"巫女夜会"

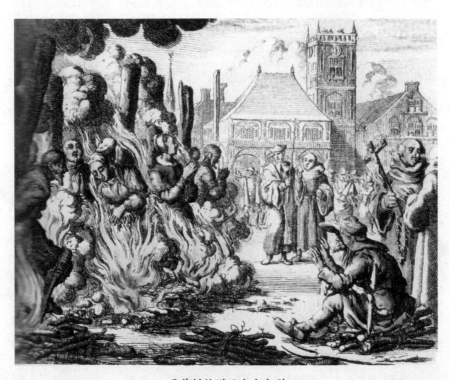

画作描绘送巫女上火刑

被指控是"巫女"。生于比利时列日省的安娜，两岁丧母，父亲把她送进一家修道院办的孤儿院。十年后，孤儿院的嬷嬷又将她托付给一位叫克里斯蒂安娜·德·拉·雪拉依的寡妇看养，是一个长期受到性压抑的年轻女子。被逮捕后，在诱惑性的审讯中，安娜觉得自己一定也是一个巫女了。于是，她招认了无疑是想象中或者是精神恍惚中出现的经历。她声称，一天晚上，她看见如同她熟悉的传说中所说的，她的主人上半身涂了一种油膏，然后就消失在烟囱里了。临走之前，寡妇让她也照着她的样做，安娜没加考虑也跟着涂了。于是，她说自己也通过烟囱，被一阵强劲的风带到一个处所。那是一个大厅，聚集了很多人，她的主人也在那里。大家都围着一张堆满面包、馅饼、烤肉、香肠的大桌子，大吃大喝，尽情欢乐。这时，过来一个"目光如火"的青年男子与她攀谈，并提出要与她交往。这吓得她不知所措，不间断地做了一个祷告，并在胸前画了个十字。这时，突然，大厅、桌子、佳肴，一下子一切全都消失了，只有她一个人处在黑暗之中。她被关在主人的地窖里，直到第二天才被放出来。从此，她就以年轻人特有的狂热，定期出席"巫女夜会"，参加各种巫术仪式。此外，安娜又谈到自己如何以巫术为人治病，还承认自己曾在一条岔路口委身于一名黑衣、叉蹄的陌生男子，即是魔鬼，等等。安娜可以天真地讲述这些纯粹属于她想象中的故事，但要她供认同伙就难了，因为这本来就不存在。于是她遭到"通宵的肉体折磨"，人们将"滚烫的水灌进她的咽喉"……最后，安娜被判处死刑，先是勒死，然后焚尸。

处死"巫女"，也就是精神病人，是遵照《圣经》中的教导："无论男女，是交鬼的或行巫术的，总要治死他们……"（《利未记》）"行邪术的女人，不可容她存活。"（《出埃及记》）在这方面，教会和教皇是最雷厉风行的。

15世纪有一位教皇英诺森八世（Innocent Ⅷ，1432—1492），他生活腐化，以"有八个私生子和同样多的私生女"而闻名。但又似乎是一个变态的人，特别憎恨女人。在1484年他五十二岁接任教皇那年，他发布"教皇通谕",指控和谴责巫术的存在,声称"从天主教信念的迷途中过来的男人和女人们迷恋着魔鬼,而且运用咒文、咒语、巫术和其他可恶的不法手段,杀死尚在母体中的婴儿,拆毁了世上的成果……他们阻止男人实施性行为,又阻止女人怀孕,使丈夫不能了解他们的妻子,妻子不能接纳她们的丈夫",等等。被英诺森八世以上帝代理人身份称为"我所爱

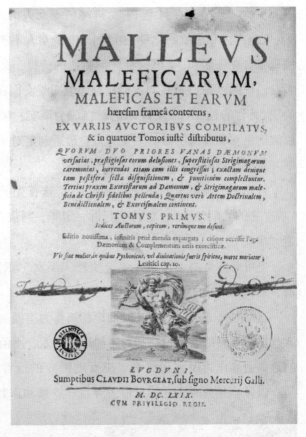

《巫女之锤》

的儿子"的两个多米尼加教派修士雅可比·斯普伦格(Jacob Sprenger)和海因里希·克雷墨(Heinrich Kraemer),利用当时印刷术发明的便利,于 1489 年在斯特拉斯堡出版了一本书,得到此前的任何一部书所得到的传播优势。这部以 Malleus malefocarum("巫女之锤")为名的书,意思是以本书为"锤",来狠狠打击巫女,因此有人指出,英译本译为"The Witches's Hammer"似有不妥,以译作"Witch Hammer"为好。不过尽管"巫女之锤"的译名未能传达出此书对谁施行打击和谁被打击的原意,但全书的内容旨在对付"巫女"是明明白白的。

　　《巫女之锤》作为一部专门叙述如何侦查巫术罪行和追捕巫女的

书，堪称"残酷的百科全书"。极端仇视女人的两位作者在书中声言："女人是肉体和色欲的化身"，"如果一个女人不能得到男人，她就要与魔鬼结合在一起"。基于这种凭空臆造的前提，此书的意图，如两位作者自己说的，是"旨在向人们精确地说明巫女们在干什么，怎样制止她们"，其目的是"首先让巫术的存在成为事实，确立它的异端性质；然后澄清巫女和魔鬼所做的主要恶行；最后制定对巫女依法起诉，对其定罪并判决徒刑的正式规定"。

首先要"让巫术的存在成为事实"！这首先就不合情理。但是为了"确立它的异端性质"，对它"起诉、定罪、判决"，可想而知，必须制造"事实"。

更可恶的是书中详细介绍了侦查"巫女"以及对"巫女"施行苦刑、逼供和处决的程序。

这部罪恶之书，一个长时期里都被作为追捕巫女的基本手册。英诺森八世非常相信斯普伦格和克雷墨这两个人，不但按他们的要求将自己的这篇通谕作为序言刊载于《巫女之锤》的篇首，还派遣他们离开罗马，以异端裁判所法官的身份去寻找、查禁和审判"巫女"。于是，正如史学家所描述的，他们"横跨欧亚大陆，留在身后的是血与火的审讯"。

当一个女子被怀疑或说是被认定是"巫女"时，就把她的衣服脱光，剃去全身的毛发，来"寻找"魔鬼的标志，考察她与魔鬼交媾的记号。据说，在巫女的

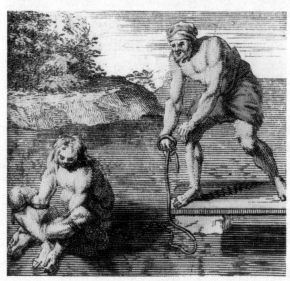

甄别是不是"巫女"的所谓"浸水试验"

身上，在头发和皮肤上，总可以发现这种标记。想想，在许多人的身上都不难找出一点胎记之类的痕迹，所以要"找到"巫女也不难。于是便对她们进行审讯。还有一种检查"巫女"的所谓"浸水试验"（dunking test），就是将被怀疑的女子投进河里，常常还有人在岸上拿竹竿用力戳，说是如

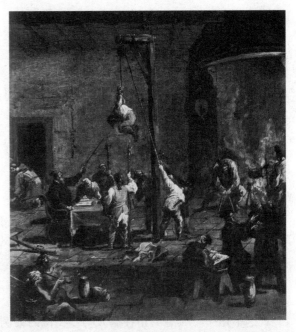

审讯巫女的场面

果她浮在水面不下沉，就被认为是"巫女"，于是就只能有两种结果：不是被作为巫女遭受审讯然后被处死，就是在这"试验"中溺水而亡。

审讯是极其独特的。首先，"巫女"被倒着拖进审讯室，为的是免使裁判官对罪犯萌生怜悯之心；随后拿圣水给她们喝，或将圣水洒在她们身上；再以圣餐和圣骨碰触用来鞭打、拉肢和夹指的刑具，然后施刑。

审讯中，欺骗是最常用的手段。先是允诺说，坦白或供出其他"巫女"，可获从轻发落。结果是另换一个审判官，仍旧同样判刑。许多因患神经精神疾病而受到怀疑的女子，在审判中很容易莫名其妙就承认自己是"巫女"。《巫术奇观》书中曾引用一位叫 P. 德·通可代克的作者写的《精神病与魔鬼附体症状》中的一段话："某些动作，诸如诅咒魔鬼、洒圣水、在病人脖子上围襟带、不断地在胸前画十字，等等，都能使心理极其衰弱的人产生说谎话、做假事的癖好。病人呼唤魔鬼，魔鬼就在他眼前；当然这绝非魔鬼本身，而是根据病人自己的幻觉构成的魔

鬼肖像。"

法国德斯克莱·德·布鲁韦出版社 1948 年出版的一本有关魔鬼学的书中，收录了一篇埃米尔·布鲁埃特的文章《十六世纪面对魔鬼问题的基督教文化》。此文记述了这样一起典型案例：

> 有一位拾荒的老妇人，有些痴呆，被告每夜都骑在她的手脚残废、被魔鬼钉上马蹄铁的女儿的背上，去赴巫女夜会。审讯时，她对所有的指控，全都甘心承认。最后，当被带往点燃的柴堆去时，她快活地摩擦双手，像小孩子似的笑着说："一堆好火呀！一堆好火呀！愿上帝保佑你们，亲爱的人——我终于可以烤暖了。"

这不是一个典型的精神病人吗！类似的案例还很多。如一份材料记载说，有一个女孩子，既不羞愧，也不害怕，向审判官供认说，一天晚上，她那卖牛奶的主人在养牛的院子里给了她一块奶油面包，上面涂有又酸又甜、很有味道的东西，那就是魔鬼。她吃了这面包之后，就有一只黑猫，眼睛如火炭一般红，跑到她身边来，拱起背脊要与她亲密。于是，她便与这只猫一起到谷仓里去，与它交媾，它要几次就给它几次。后来，她生了一条白虫，头是黑的，跟初生的婴儿一般大小。

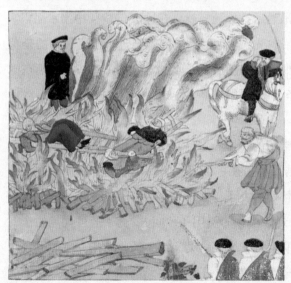

1585 年瑞士巴登烧死三个"巫女"

114

她将它埋到粪堆里，但是黑猫来抓她，用人的语言命令她用牛奶喂养这孩子……材料最后说："这小姑娘说这一切，准确而详尽，而且抬起无邪的眼睛望着那些审判官，令人难以断定她是同小孩子们常有的情形一样无目的地信口胡说呢，还是神经错乱！"——最低限度也是神经质的。

但是这些无辜的病人，最后的命运都逃不脱被作为巫女送

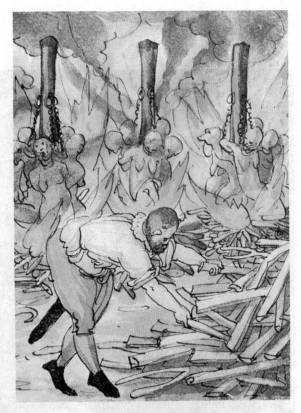

1587年中欧烧死"巫女"

上火刑场。有关材料记载，仅是教皇英诺森八世的通谕发布的第一年，光在意大利伦巴底地区的科莫（Como）一地，就有四十一名"巫女"被烧死。斯普伦格和克雷墨上任后，这类被处死的案件越来越多，最后竟然出现一个处决"巫女"的疯狂年代。据1580年的一个估计材料，相信妇女与男人的比例是50∶1；英王詹姆斯一世于1597年写的《魔鬼学》一书中的估计是20∶1；1585年，德国一个主教区的两个村庄里，被处死后每村只剩一个女性居民；几个欧洲国家的近代联合统计表明，在总审判的大约十万人中，妇女约占85%。英国国内巡回法庭执行的统计数表明，一百零九个被处死者中，妇女占一百零二人。

德国的弗里德里希·冯·施佩（Friedrich von Spee，1591—1635）是一位耶稣会士神父，他在不到两年的时间里曾陪伴大约二百位牺牲者

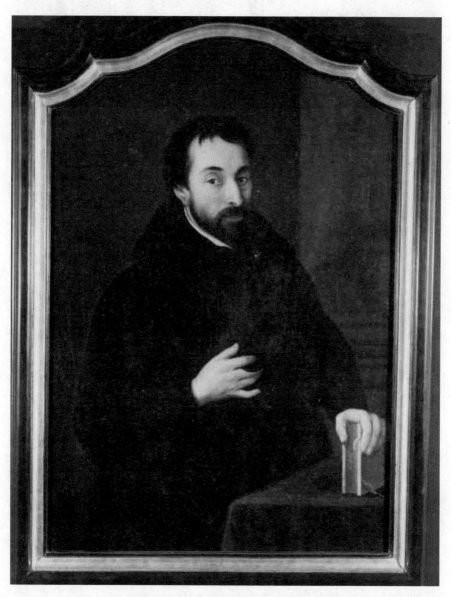

德国耶稣会士弗里德里希·冯·施佩

进维尔茨堡火刑场。他在 1631 年匿名出版了一本讲述审讯巫女的书《获罪的保证》(*Cautio Criminalis*)，此书被认为是巫术审讯史上最重要的著作之一。施佩在书中写道，他相信那些被定为巫师或巫女而处死的人都是无辜的，他们之所以招供自己施行巫术，是因为他们宁愿早死，以免受异端裁判所的残酷刑罚。施佩神父声称："如果对所有教会的僧侣、博士和主教施以他们所用的酷刑的话，可以使他们个个都招认他们施行过巫术。"

冯·施佩的著作《获罪的保证》

但是此类迫害一直延续了好几百年，始终没有停止过。在这么长的时间里，很少有人敢于冒着被当成巫女同伴而惨死的危险对此公开提出抗议。

时代需要有人勇敢地站出来，去解救这些遭受迫害的精神病人。

第五章　在作家笔下

作为行动的表述

通常所说的"疯癫"，也就是精神错乱，要算是精神病当中表现得最明显、最突出，或许还算是最严重的一种了。由于精神错乱，人丧失了理性，不知道自己正在实施的行为的性质，或者，即使知道这一点，也不明白自己的这一行为是错误的或不合常规的。像这种疯癫状态，作为最古怪、最引人瞩目的病态现象，在医学和精神病学形成之前，非医学专业人士就大量地做过描述。

神话传说和史诗都描述上古英雄时代的故事，其中心人物即是英雄，很多是半人半神的英雄，描述他们在军事、民族或宗教上的活动和创建的英雄事迹。对这些英雄人物来说，荣誉是他们的生命，甚至超过自己的生命，丧失荣誉是最大的耻辱。上古时代人的思维，与今日的人有很大的不同。例如，两方之间的战斗或比武，必有一方胜利、一方失败，所谓"胜败乃兵家之常事"，因此，如果作为对胜者的一种奖励，只允许一人获得，其他只好屈居，应该认为是很自然的事，纵使这奖励不很公正，未能得胜并不一定意味着耻辱。但那时的人们不这样认为，他们的思维大多是十分极端的。

埃阿斯（Ajax the Greater），通称大埃阿斯，是古希腊传说中萨拉米斯王忒拉蒙的儿子。传说是荷马写的《伊利亚特》描述这位"魁梧的埃阿斯"时，曾通过特洛伊主将赫克托耳与他的对话，称他是"天神赋予你身长、力量、聪明才智"，在作者笔下，认为他即使在形体上也与众不同。

　　仙女忒提斯的儿子阿喀琉斯在特洛伊战争中被特洛伊王子帕里斯杀死后，埃阿斯与赫克托耳进行一对一的决斗，并在雅典娜女神的帮助下，从特洛伊人手中夺回阿喀琉斯的遗体。于是，忒提斯声称，要献出她儿子的甲胄和武器，来奖励这位救出他尸体的最勇敢的英雄。但是埃阿斯和另一位希腊英雄奥德修斯都认为应是自己获此奖励。两人争吵了很久，最后，被指定为裁判的特洛伊人为奥德修斯的言辞所动，一致赞成奖给他。埃阿斯不能忍受这一耻辱，"埃阿斯听到这判决，心情激动，血液在脉管中沸腾，每一条筋肉都战栗着。他木然不动地站在那里凝视着地面。"到了晚上，他仍旧想不开："埃阿斯坐在他的屋子里。他不吃不喝，也不睡眠。"最后他"犹豫着"该想什么办法去报复。"这时，保护奥德修斯和反对埃阿斯的雅典娜却使他在酝酿行动时突然发疯。"——这当然是作为科学的医学产生之前人的认识，不可以今日的眼光去批评。值得注意的是对埃阿斯的疯癫状态的描写：

　　　　……他心里极其苦恼，于是奔出屋子，冲入羊群，以为那是阿耳戈斯人的队伍。……他前后左右地屠杀羊群。用矛接连刺穿两只羔羊，并嘲笑它们："可恶的狗子，现在你们如同腐鼠一样地死去吧！……而你，"他继续说，"你这怀着坏心肠隐伏在角落里躲躲闪闪的家伙，你从我手里偷去了阿喀琉斯的武器并以此夸耀，这是没有用处的，因为一个懦夫穿上英雄的盔甲，这有什么光荣呢？"说着就攫住一只阉割了的公羊，带回屋子里，将它绑缚在门柱上，并挥着鞭子，用尽所有的力量抽打这可怜的生物。

这段话生动地刻画出了埃阿斯完全失却理性之后的行为。作品最后又回复说到"雅典娜又来到他的后面，轻触他的头，使他清醒"。埃阿斯这才明白，精疲力竭地倒在地上，"知道是一位神祇在发怒并害了他"。但他仍然摆脱不了无限的悲哀，绝望得两脚不能移动，只是木然地站立。感叹自己"成了一个可笑的人，一个为敌人讥嘲的目标！"而当埃阿斯正在"因屈辱而悲痛"时，他的情人、王女忒克墨萨抱着儿子欧律萨刻斯来找他。

> 埃阿斯情不自禁地伸手抱着他的儿子，一面抚慰他一面说……说着就将孩子递给身边的奴隶们，并将忒克墨萨交托他的同父异母兄弟，然后他从忒克墨萨的拥抱中挣脱，拔出他的敌人赫克托耳所赠给他的利剑，将它坚牢地竖在地上。最后他向天举起双手并做祈祷……说着就向利剑扑去，即刻倒地，就好像触了电一样。（楚图南译）

古代的人因为认识不到疯狂发生的心理原因，以至于把它看成不可知的神祇——女神雅典娜所致。如今的医学科学相信，埃阿斯的自杀是由于他异常激烈的心理冲突，才导致他丧失理性、陷入疯癫状态，做出了这种愚蠢的事。其实，在奥维德的《变形记》中已经说道："这位曾经多次抵抗过伟大的赫克托耳、刀枪、火炬甚至朱庇特的人，只有一件抵挡不住——怒气。满腹的愤怒征服了这位不可征服的英

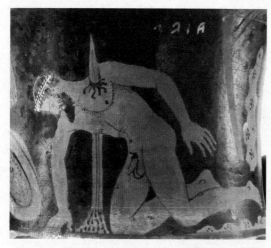

公元前400—前350年花盆上的画描绘埃阿斯自杀

雄。"使他拔出刀子，"深深插进自己的胸膛"。传说的作者显然是把埃阿斯的自杀看成英雄行为的杰出表现，于是给他死后加上一条英雄的尾巴，说是后来从埃阿斯的血泊中迸出一朵红花。也有说是血流进的地面上长出一株风信子（hyacinth），花瓣上或叶子上有看起来像"Ai"的字，意思是"哀哉"；这花也叫"埃阿斯的飞燕草"（Delphinium Ajacis，或 Ajax's Larkspur）。

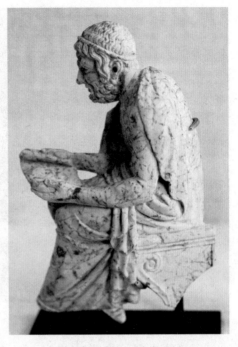

索福克勒斯雕像

古希腊的悲剧通过爱情与荣誉、欲望与责任、个人与家族或联邦之间的矛盾，表现人与神之间，实际上是人与人之间和人与环境之间的冲突。处在这激烈冲突中的主人公，深深感叹命运之不可抗拒，忍受着极大的折磨和痛苦，终于心灵被彻底击败和压垮，导致了疯狂的结局。

古希腊剧作家索福克勒斯的《安提戈涅》是一部表现公民义务与个人忠义和宗教习俗之间冲突的伟大悲剧。底比斯王俄狄浦斯和伊俄卡斯忒的女儿安提戈涅（Antigene）明知新登基的国王、她舅舅克瑞翁有令，任何人都不准埋葬她那在进攻底比斯时被杀死因而死后应受惩罚的哥哥波吕涅克斯，否则要被处死。但是在爱的本能、忠诚和人道信念的驱使下，她心甘情愿受此极刑，仍按习俗去埋葬了哥哥的尸体，以尽兄妹手足之情。克瑞翁作为一位政治家，他出于国家利益高于亲属关系的考虑，拒绝撤销对安提戈涅的死刑判决，待到先知忒瑞西阿斯劝服他释放安提戈涅，这个可怜的女子已经在被囚禁的石窟里自尽。

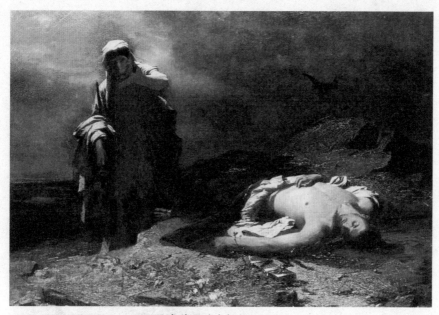

画家笔下的安提戈涅之死

著名的法国社会学家埃米尔·迪尔凯姆（另译涂尔干，Emile Durkheim，1858—1917）在他经典性的著作《自杀论》中说：在精神错乱者的各种行为中，自杀是这种患者"所特有的行为，可以用来说明精神错乱的特点"。他指出，自杀是精神病人所"经常发生"的一种"插曲式的综合征"。（冯韵文译）

索福克勒斯出生于一个富裕的家庭，受过良好的教育，与当时的名门望族关系也十分良好，甚至跟某些杰出的政治人物都有深厚的私交，于公元前404年雅典向斯巴达投降之前离开了人世。因此，史学家认为他的一生是幸运的。这也使他在《安提戈涅》中虽然也多次提到"神"的律条，但并没有像埃阿斯的神话故事中那样，强调人的疯狂和自杀是神秘不可知的神明的作用，而是让安提戈涅的妹妹说："人倒了霉，甚至天生的理智也难保持，会得错乱。"（罗念生译，下同）是唯物的原因。的确，从剧中几个人物的悲剧命运来看，都是由于倒了霉，才丧失理智，陷入疯狂的，可以说是属于迪尔凯姆精神错乱分类中"与极度抑郁和过分忧伤的综合状态有关"的"忧郁性自杀"。

安提戈涅认为，只要她能够如愿埋葬她的哥哥，纵使被处死，也会觉得"并没有什么痛苦"。"但是，如果我让我哥哥死后不得埋葬，我会痛苦到极点。"安提戈涅的行为是合乎宗教传统的。众人都一致传颂"她做了最光荣的事"。对克瑞翁执意要将她处死，她实在无法理解："我究竟犯了哪一条神律呢？"这沉重的打击和不可理解的命运使她陷入了疯狂，甚至抱怨起神明来了："我这不幸的人为什么要仰仗神明？为什么要求神保佑？既然我这虔敬的行为得到了不虔敬之名。"就像剧中的歌队所唱的："德律阿斯的暴躁儿子，厄多涅斯人的国王，……在疯狂中辱骂了一位神。"这在当时来说是多么大胆，需要多么大的勇气啊！显然是剧作家对疯癫的发生有了超越于传统神秘的观念，至少也有这观念的萌芽，才可能写出如此铿锵有力的台词。

安提戈涅的未婚夫、克瑞翁的儿子海蒙，为妻子据理与父亲争辩，但说服不了他。他来到石窟，见安提戈涅已经自缢，受到的刺激非同小可。歌队长说得对："他这样年轻的人受了刺激，是很凶恶的。"他也疯了。对于他这疯狂状态，剧作家通过剧中的报信人，也做出了逼真的描写：

> 那年轻人抱住她的腰，悲叹他未婚妻的死亡、他父亲的罪行和他不幸的婚姻。
>
> 他父亲一望见他，就发出凄惨的声音。他跟着进去，大声痛哭，呼唤他儿子："不幸的儿呀，你做的是什么事？你打算怎么样？什么事使你发疯？儿呀，快出来，我求你，我求你！"那孩子却用凶恶的眼睛瞪着他，脸上显出憎恨的神情。他一句话都没回答，随手把那把十字柄短剑拔了出来。他父亲回头就跑，没有被他刺中，那不幸的人对自己生起气来，立刻向剑上一扑，右手把剑的半截刺在胁里。当他还有知觉的时候，他把那女子抱在他那无力的手臂中；他一喘气，一股急涌的血流到她那惨白的脸上。

他躺在那里，尸体抱住尸体；这不幸的人终于在死神屋里完成了他的婚礼。

还有海蒙的母亲、克瑞翁的妻子，她听见人们在大声哀悼她儿子的死亡，"就亲手刺穿了自己的心"，"用锋利的祭刀自杀"。而克瑞翁，当他最后明白这一切都是他的过错，也掉入了疯狂的深渊，一直都在说着矛盾的疯话："快来呀，快来呀，最美好的命运，快出现呀，给我把末日带来！来呀！来呀……把我这不谨慎的人带走吧……别让我看见明朗的太阳！"

剧中的几个主人公，都是在疯狂中自杀的。

还有一个在疯狂中以自杀结束生命的传奇人物——狄多（Dido）。不同于埃阿斯因失败而发疯和自杀，也不同于安提戈涅的发疯是由于对舅父的绝望，狄多的发疯和自杀是因为失却她的最爱。

狄多是迦太基女王和建国者，曾嫁给自己的叔父，丈夫被他的兄弟杀死后，她逃往非洲海岸，从当地酋长伊阿耳巴斯手中买下一块土地，在那里建立了迦太基城。城市迅速发展起来，伊阿耳巴斯开始向她求婚。为了逃避这桩婚事，她便堆起一个火葬柴堆，站在上面当众用匕首自尽。

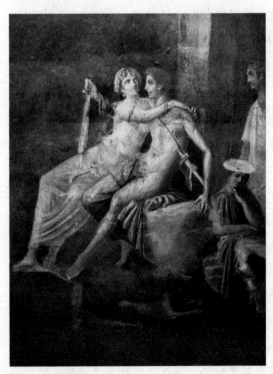

庞贝遗物中的湿壁画：狄多和埃涅阿斯

对于狄多的自杀，传

124

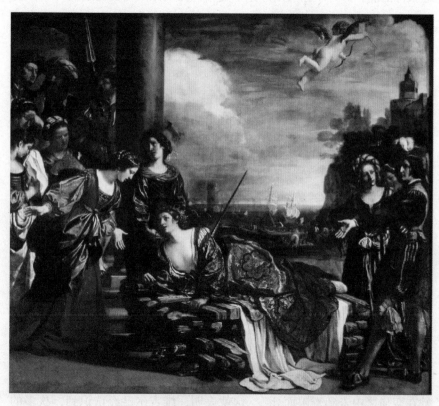

意大利画家圭尔奇诺大约 1631 年的作品描绘狄多之死

说的叙述很是简单。但古罗马诗人维吉尔在他的《埃涅阿斯纪》中的描述非常详尽。只是维吉尔将这位女王写成是埃涅阿斯的同时代人，说是特洛伊战争中，特洛伊城落入希腊人之手，战斗到最后时刻的埃涅阿斯受显灵的赫克托耳命令，逃往国外建立一座伟大的城市。在漫长的航行中，最后船只在迦太基附近非洲海岸遇难沉没。迦太基女王狄多热情地款待他们，并对埃涅阿斯产生了爱情。但埃涅阿斯受到朱庇特的神使的警告，不要忘记建立家国伟大使命，决定牺牲个人的安乐，向狄多陈述了缘由之后，断然登舟离去。狄多再三挽留，均未能成功。于是，狄多因失恋而陷入疯狂。诗人通过对她幻听、幻视的描写，真切地表现了她那"如醉如痴"的疯狂情景：

> 她看见圣水忽然变黑，倒出来的酒忽然变成了腥秽的血。……当黑夜统治了大地的时候，她清清楚楚地听到人声，好像是她（死去的）丈夫说话，在呼唤着她；此外还常有一只枭鸟在屋顶上哀鸣，唱着挽歌，拖长了声音，好像在号哭；还有许多古代先知的谶语和不吉利的告诫也使她想起来就毛骨悚然。……她的心情就像发了疯的特拜王潘特乌斯，看见一个复仇女神，看见两个太阳，看到两个重叠的特拜城，出现在眼前那样……（杨周翰译）

维吉尔在狄多自杀之后分析道：狄多"是由于猝然的炽热的愤恨使她在悲痛之中未到寿限而死"。这就表明，维吉尔已经认识到，狄多的疯狂，直到最后的自杀，是感情上遭受沉重打击的结果，是这严重的心理冲突使她丧失了理智，并出现上述这一切的幻觉。她不但日里站在她妹妹为她筑好的柴堆和祭坛边时疯得只顾呼吁喊叫，竟不知自己"一只脚穿鞋，另一只赤脚"；到了第二天，她更是"再三再四捶击着自己美丽的胸膛，乱扯着自己的黄金色的头发"；最后她——

浑身战栗，……简直要发疯，一双充血的眼珠不住转动，双颊抖颤，泛出阵阵红晕，面对临近的死亡又变得苍白，她冲进王宫的内廷，疯狂地登上高高的柴堆，抽出那特洛伊人赠给她的宝剑……

正当她说话之间，周围伺候的人只见她一剑把自己刺倒，血从剑刃边喷出，溅满了双手。

维吉尔平时肯定对疯癫病人的行动举止做过仔细的观察，才能对狄多的疯狂的生理表现，写得如此逼真，有如一位有经验的医学家的病状叙述。

还有一种深为史学家和作家所关注的精神疾病：癫痫。

这是一种脑性发作的惊厥性的疾病，表现为突然发生的精神、意识、感觉和运动障碍，或突然跌倒、四肢抖动、全身惊厥，或意识中断、记忆障碍、产生幻觉和错觉，或出现古怪的自动症，等等。许多著名人物都出现过这种综合征病状。古罗马皇帝盖尤斯·恺撒·奥古斯都·格马尼库斯，即卡利古拉（Caligula-Gaius Caesar Augustes Germanicus，12—41）"童年时患过癫痫病，少年时……不时地由于突然眩晕而几乎不能走路、不能起立"（张竹明等译）。在古代的罗马，科学还不能给癫痫确定一个正式的学名，当时常用病名是"倒下去的毛病"和"元老病"。除卡利古拉外，经常发作癫痫的重要历史人物还有古罗马的恺撒，古代基督教的圣徒保罗，马其顿国王亚历山大大帝，伟大的宗教改革家穆罕默德，法国的国王查理五世、国王路易十三的首席大臣黎塞留、皇帝拿破仑、女民族英雄贞德、剧作家莫里哀、作家居斯塔夫·福楼拜，英国的作家乔纳森·斯威夫特、作曲家乔治·韩德尔，俄国的皇帝彼得大帝、作家费奥多尔·陀思妥耶夫斯基，意大利诗人弗朗西斯科·彼特拉克，荷兰画家文森特·凡·高等。

尤利乌斯·恺撒（Julius Caesar，前100—前44）是一位使古代希腊、罗马历史改变进程的政治家和军事家，却是一个癫痫病人。在战场上，他曾两次由于癫痫发作几乎严重影响到他的命运。另一次，当元老院要向他发布最高荣誉时，他坐在执政官的席位上，因为丧失意识，怎么也站立不起来，只是像对待普通市民那样地来迎接元老院议员。不过议员们并没有对他的这种举止表示不满。恺撒恢复意识后，立即回家，脱去衣服，伸出脖子，大声说，他准备让他的喉咙给任何一个想割的人去割。他解释说，他对元老院这样的态度，是由于他有病的关系，他是一个病人，这种病一发作，立即会感到头脑昏晕、手脚麻木，最后完全失却知觉，更无法在大庭广众中站立着说话。英国大诗人和剧作家威廉·莎士比亚在他著名的历史剧《尤利乌斯·恺撒》第一幕第二场中，通过凯斯卡和勃鲁托斯两人的对话，再现了这一段历史事实。

凯斯卡告诉勃鲁托斯，说一次马克·安东尼要在人群众多的市场上给恺撒奉献王冠的时候，恺撒曾谦虚地三次拒绝接受。看到这情形，群众都拍手、高声欢呼，并抛掷他们"汗臭的睡帽，把他们令人作呕的气息散满在空气中，……结果几乎把恺撒都熏死了；他一闻到这气息，便晕了过去倒在地上"，"嘴里冒着白沫，话都说不出来"。

恺撒是知道自己有这种病的。等到他恢复意识，苏醒过来之后，他遗憾地表示，"要是他做错了什么事，说错了什么话，他要请他们各位原谅他是一个病人"（朱生豪译）。

莎士比亚还特地让勃鲁托斯说了一句：恺撒"素来就有这种倒下去的毛病"。

近代的一个著名癫痫病人是以《罪与罚》《白痴》《群魔》和《卡拉马佐夫兄弟》等作品为自己赢得世界最伟大小说家之一声誉的俄罗斯作家费奥多尔·陀思妥耶夫斯基（Федор Достоевский，1821—1881）。

有关陀思妥耶夫斯基发作癫痫的情况，他的妻子安娜·斯尼特金娜在回忆录中曾有详细的记述，为这病，作家本人也不止一次地去找医生讨论精神病方面的问题，并向医生借阅医学书，尤其是精神病学和有关大脑、颅骨发展史和当时非常流行的关于德国生理学家和解剖学家弗朗茨·加尔（Franz Joseph Gall）的颅相学方面的书籍。无疑是自己的亲身体验和书籍上的知识，帮助陀思妥耶夫斯基在创作中能够对癫痫做出异常精确的描绘。

《白痴》中的梅什金公爵是作家心目中的理想人物，传记作者列昂尼德·格罗斯曼认为陀思妥耶夫斯基把他自己的许多特点——"他的疾病，他的外貌特征以及他的道德哲学观点"，都"加在梅什金公爵身上"，同时，在描写梅什金公爵的癫痫病时，也融进了他自己的体验。

在《白痴》中，陀思妥耶夫斯基对梅什金公爵癫痫发作的过程和表现，都做了描写。他介绍说："他发生癫痫以前"，也就是"当他忧郁、苦闷，心里像压块石头的时候"，这是"癫痫（发作的）预备阶段"；随后，真正发作时，"在这一刹那间，病人的脸，特别是眼神，突然变了样子。整个身体，整个面庞都发生抽风和痉挛。从胸内进出一种可怕的、无可形容的、无可比拟的吼叫声，在这种吼叫里，好像所有的人性忽然都消失了……"最后，作家就"忽然倒了下去，一直往楼梯下面滚，后脑勺猛撞在石级上"，"一直滚到楼下"。但是"过了一个小时，公爵已经完全清醒过来"。

有趣的是，陀思妥耶夫斯基提到在"发生癫痫的最后一秒钟的前奏"那一刹那的美妙情景，说是在这一瞬间，"他的智慧和心灵都照耀着不寻常的光亮；他的一切激动，一切疑惑，一切不安，一下子都平复了，它们融化成一种高度的宁静，在这种宁静里充满明朗的、和谐的快乐和希望……"这种情景，陀思妥耶夫斯基在他的另一部小说《群魔》中也写道，说是在这一只有"五六秒钟"的瞬间，癫痫病人会"忽然感到内心已经完全达到了永远平静的境界。……一种并非肉体凡胎的人所能体验到的境界"。

莫非历史上那些经常发作癫痫的巨人和天才，就是因为有幸体验这种境界，才成为巨人和天才的？

作为个性的刻画

尽管千百年来，许多道德学家都曾以最美好的词汇来赞颂人类的理性多么强大，并喋喋不休地教诲说，要鄙视和克服感官情欲，可是不但普通人，甚至伟大的哲人和宗教家几乎每天都感到，要抗拒情欲的诱惑实在太难太难了。这就使法国思想家和社会理论家夏尔·傅立叶（Charles Fourier，1772—1837）不免怅然长叹："上帝给予情欲引力的力量是那么多，而给予情欲引力的敌人（理性）的力量却那么少！"可人毕竟是理性的动物，这就注定人的一生时刻都处在情欲与理性的剧烈撞击之中。

文明是社会进化的象征。在知识、技能、信仰、道德、法律、风俗、文学、艺术以及一切由社会成员个人所获得的任何能力和习惯上体现出来的进化方式和进化阶段，都象征了人类的物质文明和精神文明。当然，任何的文明进化都意味着人类在抵御自然界的压力和调节人类本身关系上的进步。物质文明的进化使人类在保护自身不受自然界侵害方面取得了日益巨大的成就，这文明进化越高，取得的成就也就越大，两者成正比例发展。但是精神文明的进化，情况就完全不是这么一回事。这是因为社会精神文明的进化，要求每一个社会成员个人都能以进化了的文明的方式，在思想、情感、观念和行为举止等方面，表现得与这进化了的整个社会的价值观念相适应。因此，隐藏在这些社会成员个人的思想、情感、观念和行为举止后面的感官情欲和心灵情欲，就不可能获得充分的满足和自由的抒发，而定然会在某些方面或在某种程度上受到阻碍；而且进化程度越高，这感官情欲和心灵情欲就越会受到阻碍。人类情欲遭遇的困扰，总的根源不外乎是自然界的压力、人性本身的弱点和人与社会、国家及他人之间的冲突，是这些因素使人的天性欲望得不到满足。当个体的人与社会、国家、人际关系的整体人类环境不相一致时，是个人服从环境、迁就环境，还是环境适应个人、迁就个人？千千万万的实例都在教训人，在与社会环境之间长期不可避免的矛盾冲突中，受损害的、失败的总是个人；为了个人的生存、种族的繁衍，人只能是适应社会环境，而不得不压制自己的情欲，有时甚至必须做出重大的牺牲，没有别的办法。所以，与物质文明的进化一定会带给人感官上的物质享受相反，精神文明的进化，在教人摆脱愚昧的同时，反而会给人的心灵带来更大的困扰和痛苦。于是，正如病理—心理学家的研究所证明的，或者出于社会上的舆论、法律、宗教观念上的压力，或者由于其他人为的作用，在个人的情欲受到阻碍和挫折，发生心理冲突而不得不主动或被迫采取回避或抑制等"自我防御"的方式来处理自我与外界的关系时，由于心理长期处于持续的紧张和焦虑状态，人的这种"自我防御"的能力渐渐地会减弱，以致最后一步一步地导致神经精神病。开始时可能还属于前期的比较轻微的心理失常的病症，到了后期比较严重的时候，人就开始渐渐地丧失这种"自我防御"能力，而变成为精神分裂症或躁狂抑郁性精神病。

有人说，文明人都是神经质的，或者说多少患有几分精神病；也有人说，除了疯子，其他都不是精神病人。不错，人的思想、行为是否属于精神病或精神病态，判别起来相当困难，其间的差别常常是相对的。因为一个人的这种精神病或精神病态的表现，受到客观环境、心理状态、人际关系和社会文化背景等多重复杂因素的影响，而且判别的时候也会受判别者对这些因素所起作用的评价及判别者本身的方法论方面的影响。因此，精确划分"病态""常态"的界限简直是不太可能的。可以说，没有百分之百毫无精神病态的"常态"人，也没有百分之百、每时每刻都表现出精神病症的"病态"人。在这个问题上，学者们提出过多种标准，争论从来没有停止过。不过，尽管如此，有几条精神病态的标准，绝大部分人的看法还是比较接近或比较一致的，其中最主要的有：一、认为持续存在的失调行为是精神病态的行为；二、认为偏离社会准则的行为是精神病态的行为。前者主要是从人的主观方面来考察的，后者则主要是从人的客观方面来考察的。但不管有哪一点表现，都说明此人患有精神病，或至少是精神病态的。

文学是人学，它的任务是写人，塑造出成功的人物形象。优秀作家的创作总是着眼于刻画人物的性格，而不是热衷于叙述故事和描写情节。情节和故事只会让读者一时入迷，只有刻画得深刻的性格，才能真正感动人，使人永生难忘。一方面，性格决定了故事情节的发展；另一方面，性格又是在人物的冲突中获得鲜明突出的表现，没有冲突就没有性格。但是冲突，不论是外在的冲突还是内在的冲突——人与人之间的冲突或者个人与社会之间的冲突，形体力量之间的冲突或者精神力量之间的冲突，都会给人带来肉体上的和心灵上的损伤，而且冲突越是尖锐、剧烈，人物在心灵和肉体上所受的损伤也便越是明显、越是严重。因此，像在社会生活中一样，经受了这种尖锐、剧烈冲突的文学人物，也必然会产生精神病症，而且越是被刻画得完美的人物典型，便越是具有精神病的症状。

中外文学史上留下了很多绚丽多姿、光彩照人的人物形象，这些人物形象当然也都令人经久难忘。但是只有其中最能激动读者心灵的少数几个，才被文学史家和文学理论家授予"文学典型"这一最高称号。

考察典型人物的产生，原因自然是多方面的，但有一点不免令人迷惑，这就是典型人物之所以具有一种能激发读者洞察其独特人格（个性）特征的艺术魅力，这人格特征作为人物的社会自我，在外显方面——性格上，或者内隐方面——心理上，似乎都带有相当程度的精神病症状。威廉·莎士比亚的四大悲剧是最好的例证。

丹麦王子哈姆莱特一直在威登堡大学，受着人文主义的熏陶，具有新的思想和新的道德观念。他的最纯洁的心灵，把一切都看得无比美好。可是回到丹麦王宫之后，他看到的是什么呢？他正直的生父惨遭叔父的毒手，王位也被篡夺；生母好像很快就已经忘掉丈夫的死，迅速委身于罪犯的怀抱。无情无义，败坏伦常，是对神圣爱情的亵渎，他无法接受这种极端不忠的现实。在这种情境下，如他自己说的："我的理智和情感都被这种不共戴天的大仇所激动"，感到"在我的心里有一种战争，使我不能睡眠；我觉得我的处境比锁在脚镣里的叛变的水手还要难堪"。随后，他所爱的奥菲莉娅又被离间而陷入疯狂，溺水而死。他是多么爱奥菲莉娅啊，"四万个兄弟的爱合起来，还抵不过我对她的爱"……真可以说是，一切的不幸和打击都落到他的头上了。"哪一个人的心里装载得下这样沉重的悲伤?"他问。除了这些，他还目睹社会是如此的黑暗，人们在如此受苦，官场又如此腐败，感到自己责任重大，却无能为力。极大的悲愤和忧伤，郁积在他的心里，得不

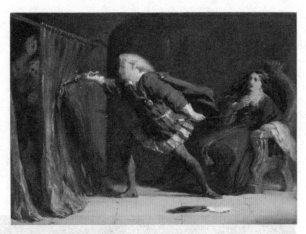

哈姆莱特错刺了奥菲莉娅的父亲

到发泄，导致哈姆莱特最终陷入沉重的精神病态之中。这是一种"情感性精神病"，突出表现为抑郁和躁狂的反复发作和循环发作，如精神病学上说的，抑郁发作时，忧郁悲伤，愁容满面，自责自罪；躁狂发作时，则思维奔逸，兴奋多动，戏谑诙谐。哈姆莱特的言谈思维和行为举止，就是这样。尽管哈姆莱特有时确是在装疯，但这种情感性精神病最激烈的时候，如跳入奥菲莉娅的墓中，表示会"跟她活埋在一起"，以及最后的比剑，表明他的确真的已经到了疯癫的地步。

英国浪漫派莎士比亚研究的代表人物、19 世纪大诗人塞缪尔·泰勒·柯尔律治（Samuel Taylor Coleridge，1772—1834）说得好：人的心灵的健康是由于外在事物所引起的印象和智慧的内在作用之间经常能保持一种平衡，而"在哈姆莱特身上这种平衡被扰乱了"。这就是哈姆莱特发疯的原因所在。

威尼斯元老勃拉班修的贵宾、摩尔人奥赛罗高贵、正直但又粗野、鲁莽，坦率、豪爽却又残酷、自私，尤其突出的是他的轻信和多疑。这些复杂的性格统一在他的身上，导致他在与他人的关系中，一受到刺激，心理发生冲突时，便会走向极端，以致最后陷入疯狂。

奥赛罗的悲剧在于他对他的旗官伊阿古过于轻信，而对妻子苔丝狄蒙娜却又过于多疑。这使他由于心理失去了平衡，致使生活失去了安

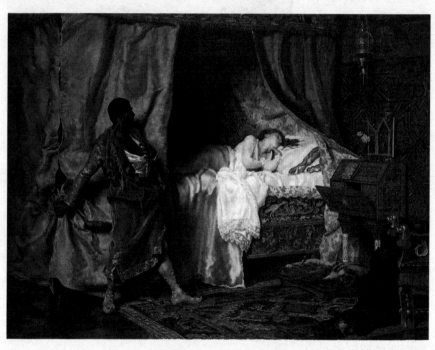

陷入疯狂的奥赛罗要杀死妻子苔丝狄蒙娜

宁，感情失去了控制，而长期沉溺在自我折磨的无比痛苦之中。虽然这位军人在回味自己的猜忌时，也曾对妻子的忠实存有一线希望，但是这种自我宽慰的情绪很快就被自私的嫉妒与多疑和鲁莽的轻信与猜忌所战胜，终致使他将最忠贞的爱情和最无限的信任变成为嫉妒的折磨和残酷的仇恨。折磨使他的心灵受到惨重的损伤，仇恨使他的精神丧失了清醒的理智。"当我不爱你的时候，世界也要复归于混沌了"，他曾对苔丝狄蒙娜这样说过。现在，他的胸膛"满载着毒蛇的螫舌"，如他自己所意识到的，"我的心灵失去了归宿，我的生命失去了寄托，我的活力的源泉枯竭了"。心中充溢着不可抑制的烦恼、仇恨和痛苦，却又无法得到排解和发泄，于是，便必然会因阵发性脑神经细胞过度兴奋而突然发作精神、意识、感觉和运动障碍，"世界复归于混沌了"。于是，奥赛罗一次次"晕倒"，"发起癫痫"，陷入"昏迷状态"，他性格也变得"暴躁异常"，最后如罗多维科说的，陷入"神经错乱"。这种神经错乱，使他产生因为爱她所以要杀她的变态心理：这是因为在他看来，他爱她，她只能允许他一个人爱，不能有另外的人也得到她，而要做到这样，她既然受到他的怀疑，那唯一的办法就是让她死。于是，奥赛罗怀着极大的痛苦，声言"我要杀死你，然后再爱你"，一边吻他深深爱着的苔丝狄蒙娜，在"再一个吻，再一个吻"后，鲁莽而残酷地杀死了他这无辜的妻子，并粗野地杀死了自己，让"自己的生命也在一吻里终结"。

李尔王年轻的时候性子就很暴躁，到了壮年和老年成为统治者之后，君权思想使这性格发展得更加骄横、任性和极端的主观随意。这是因为君权思想要求绝对的权威，因而对任何人的是非好恶，都只是看是否合乎自己一时的心意，而没有客观的标准，也不考虑事实的真相。结果是即使在看待亲生女儿的爱上，也会被表面现象所蒙骗，使自己陷入两面受挫的境地：考狄利娅真诚的爱伤害了他的君权的自尊，虚伪的高纳里尔和里根冷酷无情地把他变成"一个剥空了豌豆荚"。于是，由于

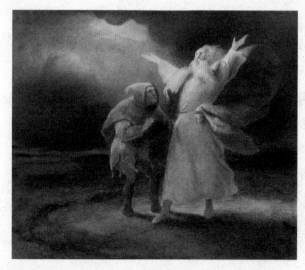
疯狂的李尔王在暴风雨中

对人伦的无尽的悲哀，以及遭受的无边的苦难，他的心灵受到极大的震动："丑恶的海怪也比不上忘恩的儿女那样可怕。"不公正地对待考狄利娅"像一座酷虐的刑具，扭曲了我的天性"。当他害怕地喊叫说"不要让我发疯！我不想发疯"的时候，实际上他早就已经发疯，不知自己是什么人："谁能告诉我我是什么人？"（朱生豪译）

被驱至狂乱的暴风雨中还只是外在所受的打击，在李尔王的心中，"一场比暴风雨的冲突更剧烈的斗争"加剧损伤他的神志。旁人都看得很清楚："他的智力已经在他的盛怒之中完全消失了"（肯特），他已经"成为一个气疯了的平民"（弄人）。他完全疯了，一个人大声唱着歌，头上戴着稻草、荨麻和其他野草编成的王冠。考狄利娅的抚慰和医生的治疗，虽然让他的病情一度略有缓解，但终究仍然挽救不了他的生命。最后，在考狄利娅死后，他也在悲痛的疯癫中死去。死亡是对他的心灵痛苦的唯一解脱。

麦克白原是一个立过功勋、拯救过国家的英雄人物，"真称得上一声'英勇'"。他有善良、坦率、慷慨、大方的一面，而且又有雄心，希望干一番大事业。但从另一个角度来看，他这种雄心，就是强烈觊觎权位的欲望，换一个字眼来说，也就是野心。只是他过于优柔寡断，使他的愿望，即野心和他的实际行动不能统一起来。他妻子是看透了这一点的。她分析说："你希望做一个伟大的人物，你不是没有野心，可是你却缺少和那野心相联属的奸恶；你的欲望很大，但又希望只用正当的手段；一方面不愿玩弄机诈，一方面却又要作非分的攫夺……"（朱生豪译）这种心理的人，只要有一种外在的推动力，他立刻就会行动起来。恰好有两股诱惑他的推动力——他妻子麦克白夫人和女巫，是她们，导致他必然地走上谋杀国王的犯罪之路。

麦克白夫人是一个能够在看着吮乳婴儿的微笑时摘下她的乳头，并把他的脑袋砸碎的女人，凶恶、狠毒、残忍、大胆，特别是她的坚定、顽强、镇静的意志力量，使她面对自己的目的绝不退缩，算得上是一个伟大的坏女人。是她诱发了麦克白的野心，并教唆他如何使用险恶的手段去实现自己的野心。正当麦克白受到她的诱惑和怂恿，野心泛滥勃发之时，卑贱、邪恶的女巫那些闪烁其词的祝福和预言，就更刺激了他去为实现这野心而行动。这样，犯罪的条件成熟了，苏格兰国王，乐观而轻信的邓肯是不懂得警惕和防备的，自然也就很容易成为麦克白欲望的牺牲品了。

如果说发展至此的情节还都属于悲剧的诱惑格局，那么在此之后出现的则是一种涤罪的格局。

麦克白杀死了宁静睡眠中的邓肯，同时也杀死了自己心灵的宁静。"我们……把别人送下坟墓里去享受永久的安息，可是我们的心灵却把我

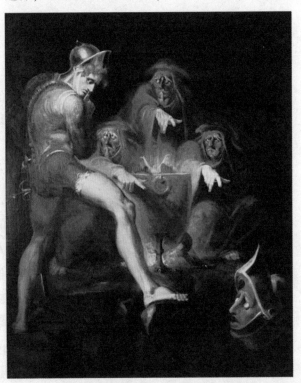

疯狂的麦克白和没有身子的幻象交谈

们折磨得没有一刻平静的安息"；"我的头脑里充满了蝎子"。心灵的激烈冲突使他丧失了理智。于是，幻觉出现了：他一次次看到他授意杀死的班柯的鬼魂。这就如他自己所说的："我的疑神疑鬼……都是因为……心怀恐惧的缘故。"不管他表面上如何强装出不怕，而且还和鬼魂对话，但是他承认，"良心上负着重大的罪疚和不安"，每夜都不得不在"惊恐的噩梦的谑弄中睡眠"，内心的恐惧终于使他陷入了疯狂。对他来说，既然野心战胜了天性中的善良，毁灭和死亡倒是解除他善恶搏斗中极度绝望和痛苦的唯一途径。

　　在众叛亲离中，不但麦克白坠入疯狂，他的妻子，由于医生说的，"反常的行为引起反常的纷乱"，使她的行为障碍先是在梦游症上表现出来：不论洗多少次，她觉得自己这双沾满鲜血的罪恶的手，"再也不会干净了"。最后也落得个疯狂的自杀。

　　除了莎士比亚四大悲剧中的这几个典型，米格尔·德·塞万提斯·萨维德拉（1547—1616）小说《堂吉诃德》中的同名主人公也是一个精神病人典型。

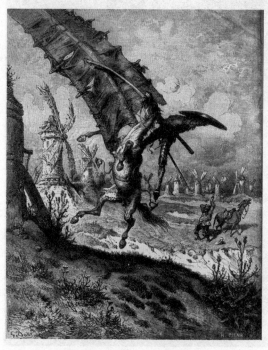

疯狂的堂吉诃德大战风车

　　堂吉诃德快五十岁了，他身材瘦削，面貌清癯，一看就觉得像一个患病的人。确实他也是一个病人，一个精神病人。因为他每天从黄昏到黎明、从黎明到黄昏，总是沉浸在骑士传奇里入了迷，塞万提斯按照他那时通行的解释说："这样少睡觉，多读书，他脑汁枯竭，失

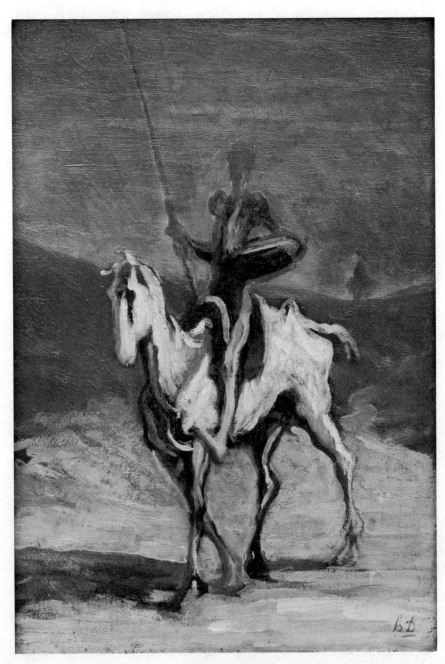

多雷画的堂吉诃德

去了理性"，满脑袋尽是书上读到的那些一心为实现骑士济世救人伟大理想的比武、打仗、魔术、调情、恋爱之类荒诞无稽之事，"天下的疯子从没有像他那样想入非非的"。尽管堂吉诃德纯洁、忠贞、坚毅、勇敢、品质崇高，且怀有不可动摇的济世信念，纵使牺牲自己的生命也决不舍弃自己的理想，但由于他所面对的环境和现实，完全不是他所想象的，他的思想、行为必然要与客观现实发生严重冲突。他凭着一副瘦弱的残躯、一匹驽马和一副生锈发霉的盔甲，去对付想象中的那些众多、坚实、强大、凶暴的敌人，自然只能受尽挫折、挨打受苦，落得头破血流、遍体鳞伤，最后只会是一个精神病人才会有的结果。人们常提到这位愁容骑士大战风车的疯狂行为。那三四十架翅翼庞大的大风车，在堂吉诃德的幻觉中是长了胳膊的巨人，他认为面对这些巨人，正是他投入一场"正义的战争""消灭地球上这种坏东西为上帝立大功"的好机会。于是在心中向他想象中的贵妇人做了一番虔诚的祷告之后，便策马冲上前去，一枪刺向风车的翅翼。当时风车在风里转得正猛，一股劲就将堂吉诃德连人带马直扫出去，使他受伤滚翻在地，长枪也被折成几段。当他的侍从桑丘·潘沙提醒他，说他的对象实际是风车时，他以他意识中的畸形的存在，坚持说一定是那个"弗瑞斯冬法师把巨人变成风车，来剥夺我胜利的光荣"，并坚信，到头来，对方的"邪法是毕竟敌不过我这把剑的锋芒的"……《堂吉诃德》全书所描写的多是主人公这类可笑的疯狂行为，直到最后患上另一场病：因一连串斗争的失败，在极端的失望中，抑郁致病。在临死之前他终于觉悟，懊悔自己"从前成天成夜读那些骑士小说，读得神魂颠倒；现在觉得心里豁然开朗，明白清楚了。现在知道那些书上都是胡说八道"；在彻底的排解和发泄后，原来的精神疾患竟然缓解，"头脑清醒了"。

与哈姆莱特、奥赛罗、李尔王、麦克白和堂吉诃德这一类的悲剧典型人物不同，还有另一类人物典型，处于他们可笑的怪诞癖性，不但由于极端地不合或偏离社会上大多数人所公认的社会要求、道德规范和生理状态，因而被视为"精神病"，实际上往往也兼具丧失理性、近乎疯狂的精神病态。这种情况，很容易在福斯塔夫、阿尔巴贡等喜剧性人物典型身上看到。

看过莎士比亚的《亨利四世上篇》和《温莎的风流娘儿们》的剧本或演出的人都会感到，福斯塔夫从形体、语言到举止、行为，各方面都无不引人发笑，根本原因就是由于这个没落骑士的情感、思想、观念，不合当时

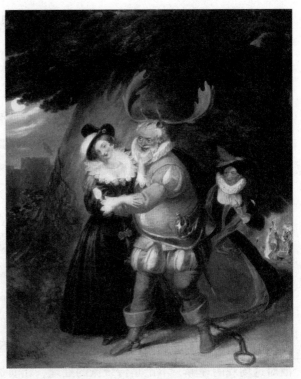

《温莎的风流娘儿们》中的福斯塔夫

封建社会解体的英国现实，特别是他对自己爵士身份的卖弄与他的这个头衔的业已丧失的对立，他装腔作势、轻浮不羁、荒唐淫荡、恣情纵欲的生活方式与他作为骑士所应有的忠贞、坚毅、斯文、信义的荣誉观念的对立，他胆小如鼠、贪生怕死、不敢冒险的心理与他狂妄傲慢、牛皮不停、大话连篇的言行的对立，不但与当时的社会观念、社会常态不一致，与一般人的言行不协调，也是以兴奋多动、夸夸其谈、扬扬自得为特点的躁狂抑郁性精神病病症的突出表现。当人们在舞台上看到这个"庞大的肉山"赌咒发誓，说他如何被一百个人团团围住，独个儿抵挡五十，后又改为五十二、五十三人的同时攻击，不但有两个人在他手下送了命，还打败了先说是四个，接着说是七个，然后又说是九个，最后说是十一个敌人；而实际上是抱着大肚子逃跑不及，高呼饶命。被当场揭穿后，他也并不抵赖，却仍不肯罢休，说自己那是激于本能才做了这

样的懦夫，并因此而终身引为自豪。——这时，任何一个正常的人，都不会不说一句：他完全是一个"精神病人"。

法国剧作家莫里哀（Moliere）笔下的不朽人物阿尔巴贡爱钱如命的癖性在各方面的表现，都因为过于偏离常人的行为举止而令人捧腹。这个年迈的老人，竟然自作多情地看上了儿子所爱的年轻姑娘，是怪诞的，颇与普遍标准的社会习俗相对立。他这种怪癖发展到最后，成了以脱离现实、不合逻辑和由幻想支配思想言行的"偏执型精神病"，其特点就是无端怀疑和夸大妄想。阿尔巴贡平时无时无刻不在怀疑旁人偷了或想偷他的钱财，整天担心自己的钱无处可藏，喜剧高潮第四幕第七场在他发现钱已丢了之后的那段著名独白，最集中地表现了他由于迫切找钱又不知所措的这种主客观剧烈冲突，表明他已经陷入了极端的躁狂之中，因而丧失了对思维、情感和行为的有意识控制。在精神病态的幻觉中，他忽而觉得谁都可疑，忽而又觉得有了确定的怀疑目标，忽而又将自己的胳膊当成了抓获的对象，完全是"神志不清"了。各国的名导演对这场戏的理解，不论是传统派的处理，让演员做出一副怪相，声嘶力竭地喊叫，或者如被称为"叛逆奇才"的德国导演彼得·察得克所做的，让阿尔巴贡紧紧地抱着那条僵死的小狗，非常缓慢地道出这段独白，观众都会看到一个可怜又可笑的吝啬鬼的严重的精神病态。

俄国理论家维萨利昂·别林斯基说："何谓创作中的典型？——典型既是一个人，又是很多人，就是说，是这样的一种人物描写：在他身上包括了很多人，包括了那体现同一概念的一整个范畴的人们。"因此他提出，典型人物一方面是"一个特殊世界的人们的代表，同时还是一个完整的、个别的人"。别林斯基睿智地把典型人物称之为"似曾相识的不相识者"。这真是说得太好了。

健康是人的生命系统合目的性的能力的体现，疾病是对这合目的性的能力的损害；疾病对正常的、健康的人来说，完全是异己的。既然生活在文明社会里，每个人都不可能逃脱所面临的情欲本能与客观现实之间的冲突，而且定然会遭到挫折或者不得不压抑自己，因而使心灵受到损害或扭曲，以致发展成为不同程度的精神疾病。文学所表现的也是这样的情况，而且由于更深刻、更概括、更集中地表现了这一冲突及其恶果，文学中的人物，尤其是典型人物，他的精神疾病便更加明显、更加突出。所以，在一些本身有着不同程度精神疾病的读者看来，典型人物的病态与他们自己本人之间的感情经历是可以沟通的，因此从心里感到他是自己的相识者。另一方面，即使是那些心理、行为基本上还尚未陷入精神病态的，或者说是基本上正常的读者，虽然他们本身的感情经历与典型人物的精神病态不相沟通，但是他们也可以看到典型人物的这种精神病态与现实生活中其他很多精神病态的人之间的一致之处，因此也会感到几分相识，而觉得他是一个不相识的相识者。

《堂吉诃德》的中文译者杨绛在她写于 1985 年的"译者序"中所表达的正是这样的意思：

> ……堂吉诃德确是个古怪的疯子，可是我们会看到许多人和他同样的疯，我自己觉得和他有相似之处，……堂吉诃德不是怪物，却是典型人物，他的古怪只增加了性格的鲜明生动。

疯狂的精神病态是堂吉诃德的主要性格特征，它不但不损害堂吉诃德的性格，反而有利于这个人物的形象创造。堂吉诃德是精神病态的、疯狂的，但读者中许多人同样也是精神病态的、疯狂的，因此尽管读者们在现实生活中没有见过有这样一个堂吉诃德，因此可以说是不相识的，但是由于与他有这一相似之处，也便仿佛感到，他是自己似曾相识的一个人，所以他是一个"似曾相识的不相识者"。

悲剧人物因大劫大难而发疯，喜剧人物因异想天开而发疯，两类精神病态的心理和行为都是读者所熟悉的，又不完全熟悉的。如果这样的结论对于读者与堂吉诃德、奥赛罗、哈姆莱特、福斯塔夫、阿尔巴贡等典型人物的关系是适用的，那么对读者与一切典型人物的关系也同样应该是适用的。

鲁迅的作品

从生物学或生理学的角度来看，人的整个一生无非是生存—疾病或衰老—死亡这样一个过程的连续。如果认为人的健康生存是意味着人在身体、情绪、精神等方面对环境的良好适应，那么，人由于在这方面对环境的不良适应或者说不适应而产生异常的变化，从而必然地会使这一过程趋于最后完成，这过程中的主要内容就是疾病：肉体的和精神的疾病。自然衰老致死，也就是所谓"自然死亡"的人是很少的。不过，一个人，他既然是生存着的有机体，同时又是活动于社会中的个性，因此，看待人的健康或疾病，不能狭窄地限于肉体器官的层次，同时还需要考虑到社会文化的层次。一切对人类本身怀有无比热爱之心的医生或作家，都把在肉体和精神上增强人的健康、减轻人的疾病、延长人的生命当作自己不可推诿的责任。中国作家鲁迅，一生中出于切肤之痛和亲身之感做出的两次职业选择：做医生"救治像我父亲似的被误的病人的疾苦"，和做作家从"病态社会的不幸的人们中""揭出病苦，引起疗救的注意"，都是有如他的故友许寿裳所说的"出于一种尊重生命和爱护生命的宏愿"。基于这样的动机，作为作家的鲁迅，就不得不把许多患有各类疾病的人当作他所描写的对象。

鲁迅虽然未曾经历过医生的业务实践，但他原来有过的做一名医生的热烈愿望，和受过做一名医生的业务训练，都帮助他锻炼出一种医生所特有的观察病人的敏锐眼光。但是弃医从文后的鲁迅，又不同于医生的鲁迅或仙台医学专门学校学生的鲁迅。在他的心目中，一切病人的疾病——器官机能障碍的产生，主要的原因往往不是人体内在的，而是外在的；不是有机体的某个部位自动损害或自然衰亡造成的，而是由于活动于社会中的个性对社会环境的不适应，才出现健康的异化，使生命的合目的性能力遭到损害或丧失。因此，他感到，不能仅仅以医生的医学生物学的眼光，来看待人的物质生命与损害和毁坏这生命的心灵上的痛苦，更应以作家的社会学和心理学的眼光来看待人的精神生命，与损害和毁坏这生命的心灵上的痛苦。所以作家鲁迅的创作，如写华小栓（《药》）和单四嫂子儿子（《明天》）的病和死，都只是作为背景，而不作为主题；他主要所致力的是要描写在中国当时这样一个特殊社会环境中，如何产生一个个精神上患病的人与他们心理上的痛苦。

精神上的或是心理上的疾病，是属于"心理病理学"范畴的，按"心理病理"定义，就是"没有能力按社会认为适宜的方式行动，以致其行为后果对本人或社会是不适宜的"。鲁迅在小说中触目惊心地表现了各种类型的精神上的疾病，并深刻地揭示出这些疾病的起因，主要是不合理的现实社会造成的，为的是使人对社会如何严重地摧残人性有一个正确的认识，以引起疗救的注意。

精神分裂症是一种重性精神病，心理病理学家把它看成一组精神病的总称，虽然它们都以严重的精神障碍、思维障碍和与外界交往障碍为共同点，但它还有各具特征的四种主要亚型：单纯型、青春型、偏执型和紧张型。美国科罗拉多大学心理学教授 L. E. 布恩和 B. R. 埃克斯特兰德编的《心理学原理和应用》对这四种精神分裂症亚型做了这样的描述：

> ……单纯型精神分裂症一般说来是进行性的，其特征是对人与人之间关系减弱，情感淡薄，对周围漠不关心，但很少出现多种妄想及幻觉。病人难于把注意力集中在外界的某种事物上。单纯型精神分裂症病人很少引起很多麻烦，因为他们的症状不打扰别人的生活。

> 青春型精神分裂症的特点是情感不适当，愚蠢、痴笑、行为幼稚、常常有幻感。病人的行为大体上是不适当的，病人会没有明显的原因就突然大笑，或无缘无故就勃然大怒。青春型精神分裂症通常是进行型的，症状逐渐发展，预后不佳。

> 偏执型精神分裂症常常是一种反应性紊乱，并有一定的恢

复可能。这种亚型的特点是有迫害妄想，怀疑他人，感到自己被选作迫害对象，于是使病人认为他本人是一个特殊的人，因为才能出众品格非凡才被选中的。因此偏执型精神分裂症患者常有夸大妄想的特点。

紧张型精神分裂症可能是反应性或进行性的。……紧张型精神病人的特征是躯干或肢体的蜡样屈曲，失去运动，产生一种几小时或几天内一动不动的倾向……（韩进之等译）

当然，拿这四种类型去套用一个个精神分裂症患者，说某一病人正好与某一类型符合，这样简单的机械的划分是不科学的，它不会合乎复杂情况的病例生理实际；而且这种基本分类还是国际病理心理学界 20 世纪 80 年代的研究成果，是鲁迅当年学医之时或后来可能读到的有关心理学著作中都未能达到的科学进展。但是看鲁迅作品中对一些人物的精神病态的具体描绘，竟是那么深刻和逼真，其准确度竟与这一后来的成果大致相近，这就不能不使人叹服这位伟大写实主义大师对人的敏锐的观察力，因为研究成果不过是理论上的总结，而人类精神上的疾病，不论古今中外，其基本病情，是在此以前早就存在的。

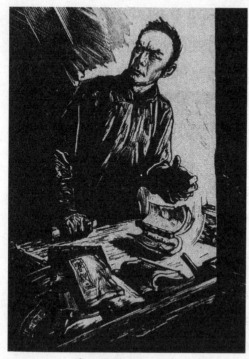
鲁迅笔下的狂人形象

鲁迅第一次拿起文学创作的笔，就在《狂人日记》中把一个偏执型精神分裂症的病人作为主人公，并不是偶然的。不仅有他的大姨母之子阮久荪是他所亲眼目睹过的"迫害狂"病人；尤其是被鲁迅认作"吾师"的章太炎先生的经历，这位清末的革命家和学者，作为光复会的发起人之一，从1913年到1916年，被袁世凯关了四年，精神上和肉体上都遭到严重的压制和摧残，使鲁迅深刻体会到中国"吃人的"封建社会对人的迫害。《狂人日记》中的这位狂人，就是像那样受环境迫害而发狂的。

《狂人日记》中的这位病人的特点的确是相当典型的迫害狂想。他处处时时都在怀疑他人，认为那些人，不论是自家的大哥，还是其他旁人，甚至原来根本与他不相识的，或是单人独个，或是合伙相聚，都在设法变换手段，立下名目，埋设圈套，想出理由，或明或暗要加害于他，把他吃掉。由于心理紊乱而产生的兴奋多动、思维奔逸、联想广泛、惶惑多疑，使这位狂人出现一种精神病人所特有的不合正常人逻辑的思维和推理，都显示出他那正处于被迫害感觉之下所特有的意识、思想和行为特征。另外，他相信自己是一个不同于他人的人，相信自己不但能从人们虚假的表面言行上看透他们隐藏在心底的吃人本质，并且要以救世之心去劝转他们。这也是偏执型精神分裂症不同于他种精神分裂症患者的症状特点。

《白光》中的主人公——老塾师陈士成作为青春型精神分裂症病人，与《狂人日记》中的那个狂人一样，也常常出现幻觉，他既有幻想，又有幻听，还有幻视。尽管已经落第了十五次，他仍幻想自己隽了秀才之后如何显赫而得意，幻听"左弯右弯"的声音的昭示，幻视鸡群的讥笑、骷髅的嘲笑、前程的倒坍，特别是把月亮投下的白光，看作冥冥中对他的指引……不过"狂人"自信特殊、自信出众，且行动极富攻击性，陈士成则显得幼稚、可笑、愚蠢、怪诞。他的眼光在灰白的脸颊和劳乏的眼眶间闪动，是古怪的，他的言语总是这么一句"这回又完了！"是简单而可笑的。他的行为，顺着白光，来到院中，来到屋里，又去山中，最后钻入映出这白光的水中，自然是愚蠢之至的。陈士成这病，或者说他这悲剧命运，也是社会造成的，封建科举制度使许多知识分子受功名利禄的诱惑，其中的绝大部分必然在这强烈的诱惑和愿望的无法实现之间产生剧烈的冲突，最后心灵受到严重的创伤而发展成为精神分裂症。陈士成就是这样的一个受害者。

单纯型精神分裂症病人——《长明灯》中的主人公也是受社会环境刺激而得病的。起初可能只是社会上礼拜神明的迷信习俗与他思想上反对迷信观念的轻度冲突，但当他这反传统迷信的思想进一步发展，要吹灭那具有悠久传统的长明灯时，就遭到封建势力的猛烈攻击和迫害，终于导致他这精神分裂症的发生。他作为单纯型精神分裂症的特征表现在他的情绪反应浮浅，思想简单，行为刻板，活动也稀少，基本上没有幻想；特别是那种精神分裂症病人所特有的异样神情，可以"许多工夫不眨眼"，显得疑惧、呆滞而迟钝；他跟周围的人也很少有什么关系，"似乎并不留心别的事"，唯一的也不过是自言自语地说几句"熄掉它吧""我放火"，声音也细微而沉实，情感是不太激烈的。

闰土见到少年时代的朋友时，曾列述种种社会因素如何使他家境"非常难"，"觉得苦"。事实上，这个患上紧张型精神分裂症的麻木的人自己也不知道，这些社会因素，不但造成他这种困难的生活境地，还使他心灵也受到惨重的摧残，以致发展成这一严重疾病。

闰土是以鲁迅现实生活中的一位少年朋友作为原型的，鲁迅对他所曾有的友谊，使鲁迅对这个人物格外地富有深情。尽管充满怀念之情，鲁迅在《故乡》中把更多的笔墨用在描写少年闰土上，但简略的几笔，就已经把中年时代的闰土在肉体上和精神上的双重受害刻画得入木三分了。是的，与少年时代对比，中年闰土的灰黄而皱纹很深的脸以及松树皮似的手只反映出他肉体上所受的折磨，更重要的是在精神上：不但是他那"迟疑"的动作、"凄凉的神情"，特别是整个躯干和肢体，会多时都"全然不动，仿佛石像一般"，而且竟"动着嘴唇，却没有作声"，这正是紧张型精神分裂症患者典型的运动障碍特征。《不列颠百科全书》描述紧张型精神分裂症说："患者可保持近乎完全不动的状态，如同塑像一样，亦常见缄默症、绝对依从及不能随意活动。这种不活动状态往往间以突如其来的、冲动性的活动过多或兴奋，或后于上述症状出现。"对照闰土，真是多么相吻合啊。这一症状特点，还会使读者想到《祝福》中死亡前夕的祥林嫂，她的瘦削不堪，还有灰黑失神的脸色，尤其是她在冲动性的发问和因胆怯而逃脱之后"呆坐"下来时的"真是一个木偶人"的体态，也是一个被封建礼教迫害致病的紧张型精神分裂症患者。

自从威廉·莎士比亚在他的伟大剧作《哈姆莱特》中塑造出这位忧郁的丹麦王子之后，在西方，特别是19世纪以来，忧郁症便成了男性作家及其作品中的男主人公的共同病症。这是一种深受社会压抑、理想遭到扑灭、热情备受摧残之后才患上的病症，患者大多都是心智聪慧、感觉敏锐且又富有教养的人物。在现代的中国，也有忧郁症病人，却是只有在中国这个封建制度下面才有的、不同于西方资本主义下这类人的特点。鲁迅小说《在酒楼上》中的主人公吕纬甫，便是一个情感性精神病患者，有趣的是，从鲁迅的二弟周作人所写《鲁迅小说中的人物》《彷徨衍义》中所写的"迁葬"等节看到，这个人物还带有作者本人的某些印记。

吕纬甫原是一个奋发的青年志士。他受过知识教育，曾怀着反对封建的理想和信心，连日激烈地议论国家的改革，去城隍庙拔神像的胡子。但是社会上旧的思想基础实在太坚实了，他接连遭到挫折，以致一反愤世嫉俗而成为一个忧郁颓唐的人，完全丧失自我生存价值感。他不再有理想，不再有信心，不但"深知道自己的讨厌，连自己也讨厌"。于是，变得目光消沉，行动迟缓，精神颓唐，不管现在，不管明天，连下一分钟也不管，对一切都不再认真，觉得不必认真，也不需要认真，"无乎不可""敷敷衍衍""随随便便"，让一切都"模模糊糊"地过去。迁葬、送剪绒花等明知是"无聊的事"，觉得无乎不可，就是去教他原来反对过的《孟子》《女儿经》，也无乎不可，被压抑得丧失自我，只有自责自罪的忧郁感。鲁迅的另一篇小说《孤独者》的主人公魏连殳的"孤独"，虽起于"孤独"的奋斗，但也是在受到旧势力的压抑之后，丧失了自我，成了与他的同伴——"忧郁慷慨的青年，怀才不遇的奇士"同一类人。这正是勒内式的或沃达夫式的人物。对任何事物都采取"我都可以的"态度，使魏连殳与对任何事物都采取"无乎不可"的吕纬甫陷入了同一种情感性精神病的境地。

如果说鲁迅塑造的吕纬甫、魏连殳这两位主人公是中国现代文学中最早的情感性精神病人，那么到了郁达夫的笔下，像《茑萝行》中的主人公，自感"生则与世无补，死亦于人无损"；《十一月初三》中的主人公，觉得自己不仅像一把失了中心点的剪刀，还"同枯燥的电杆一样，光泽泽的在寒风中灰土里冷颤"等，因为作者有更深切的亲身体验，使人物更宽泛、更深刻生动地传达出了忧郁症病人的特点。

鲁迅在系统地学习医学的同时，必然学过正常生理学，他还特地购置了像《性和性格》《异常性欲之分析》《女性与情欲》等书籍来研究人的性欲。这类科学著作对鲁迅科学地认识性的问题是有启发的。鲁迅在《译了〈工人绥惠略夫〉之后》和《寡妇主义》中正确地指出，"性欲本是生物的本能"，是人的"自然的欲求"，因此，让其得到正确的发泄，是一种自然的需要；一个人如果"压抑性欲"，即使"表面上固不能不装作纯洁，但内心却终于逃不掉本能之力的牵制"，最终结果会"至于变态"。鲁迅在小说创作中，很生动地描绘了两类属于这种由于性压抑而导致精神病态的病人。

谈到鲁迅小说中的性变态者，人们很容易想到《阿Q正传》中的那个可怜又可笑的主人公。

阿Q正值年轻力壮，性的自然欲求当然是存在的，只是这个穷短工的经济地位决定了他的这一欲求难以通过正常的方式在多数女性的选择中获得满足。于是，在长期的压抑中，他的性欲求只能通过另外的途径来求取非正常的也就是变态的发泄。严重的压抑使阿Q时刻千方百计地希望找到摆脱这压抑的路，于是，"应该有一个女人"便成了他的痴心妄想。他跪倒在吴妈面前求婚不成，便希望革命成功，那时候，"我要什么就是什么，我寻欢谁就是谁"，他甚至开始将未庄的几个女人一一进行挑选，在幻想中获取性满足。这样，他的意识就在迫切要求满足—无法得到满足—在幻想中满足之间活动。阿Q精神病态的又一个表现是，他一方面以"男女之大防"的封建礼教来压抑自己意识领域里的性意识，竭力将人的这一自然欲求看成坏东西，说尼姑与和尚"私通"，女人在外"引诱"男人，男女讲话必有"勾当"，并向他们掷小石头作为"惩治"，都是为的在自己的意识中激起对性的鄙视。这种酸葡萄精神自然是没有用的。在吴妈一谈起女人、买小、生育时，他就压制不住地想到要和她"困觉"。另一方面，性欲长

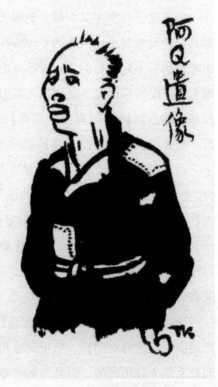

丰子恺画鲁迅笔下的阿Q

期得不到满足的阿Q在人群中偷偷拧女人的大腿和摸小尼姑的头皮，同时说一些"和尚动得，我动不得"等话，以接触身体的其他部位替代性器官，以秽语替代行为，来获取幻想的满足。

在鲁迅的小说中，还有一个与阿Q情况类似的性变态人物，这就是《明天》中的蓝皮阿五。像阿Q一样，蓝皮阿五由于没有地位，性欲得不到正常的发泄，以致长期受到压抑。他向隔壁单四嫂子家努一努嘴，猜想红鼻子老拱"又在想心思"，这不但也是一种通过秽语来发泄的方式，同时也说明正是他自己"又在想"这个年轻的寡妇，因为要不是他自己想到她，他也就不可能想到他人是不是在想她。事实也正是如此，他就像阿Q一样地千方百计寻找机会，获得性的变态的满足。

151

这就是他自告奋勇，坚持"偏要帮忙"替单四嫂子抱孩子的原因所在。

鲁迅这位写实主义大师，刻画人物的精神面貌，确是丝丝入扣，恰如其分，处处显示出人物的个性特征；就是在表现人的性变态方面，他也考虑到，不同身份的人，在性变态的表现方式上，是并不相同的。像阿Q、蓝皮阿五这类下层"俗人"，由于少些封建礼教的顾忌，发泄被压抑的性意识就比较直接、露骨；另一些所谓的"雅人"，则就要隐蔽、暧昧得多。鲁迅在《我的第一个师父》中就提到，如某些知识分子，是"偏爱看看女作家的作品"的，并非如世俗之人的和尚，出于"生爱"，将小姐、小奶奶所打的结子暗暗偷下来鉴赏，得以"睹物思人""时时遐想"，获得幻想的满足；而那些小姐、小奶奶，则往往出于"深闺的怨恨"，故意将准备让和尚解开的结打得更加扎实，"给和尚吃苦，颇有一点虐待异性的病态"。而像四铭、高尔础之类道学先生，又有另一种发泄被压抑性欲的方式。

鲁迅在《马上支日记》中曾经抨击中国的某些人士，他们一本正经地出来禁止男女同校，禁止模特儿，等等，仿佛他们在男女和性这类问题上是十分正经的。但是又如阿Q的酸葡萄式的"惩治"，这些人本身在此类事物上偏偏是极不正经的。四铭、高尔础便是这样的异类人。

《肥皂》中的四铭表面上的正经只是为了掩饰他内心的淫荡，正经是他虚假的"文饰"，淫荡才是他真实的意识，它的力量是强大的，时刻要求冲破压抑，获得性欲的发泄。因此，当他一次偶然地见到那个年轻的女丐时，就产生特别的印象。他说，像她那样的一个姑娘，"讨饭是很不相宜的了"。这是他真实心理的无意识的流露，"不相宜"的含义就是因为这个少女会刺激某些人产生淫荡的邪念，如四铭自己所体验到的；他说"不是平常的讨饭"，真实的含义也是如此，而不是它的表面意思。最好的证明就是，当那个光棍绘声绘色说道"不要看得这货色脏"，只要将她"咯吱咯吱遍身洗一洗"等富有刺激性的下流话后，他的性欲就被激发得再也无法克制了。但四铭毕竟不像阿Q，或者蓝皮阿五，只要性欲有发泄的机会，就几乎不顾场合、不择手段。这个摆惯道学脸孔的人，会以十分隐蔽的方式，通过转移性目标来完成他这欲望的满足。在大街上光天化日之下，四铭将自己对女丐的性意识压抑了起来，随着就转移到葵绿色的肥皂上，这块光滑精致的肥皂，散发着一阵似橄榄非橄榄的说不清的香味，由于可以用它跟将女丐"咯吱咯吱遍身洗一洗"联系起来，因而就具有刺激性欲的作用，它在四铭的意识中，就成了对女丐性欲念的替代物。正是出于对女丐的这种欲念，四铭才在店中特地挑选了象征年轻女子的"绿"的一块肥皂，买了下来，回到家里后，当他眼光射在妻子的脖子上，并要她以后就用这块肥皂时，在他的幻想中，性对象即通过肥皂转移到了妻子身上，于是他那平时肯定并不喜爱的妻子也变成了这曾经激发他性欲的年轻女丐的替代者，于是，他的被压抑的性意识也就获得了发泄。他和阿Q一样，都是性变态者，两人所不同的只是他的性对象的替代物是一块肥皂，阿Q的性对象的替代物是人体的一部分，区别了一个是"雅"人，一个是"俗"人。四铭不但通过肥皂作为中介，他还故意两次述说光棍的秽语，以求通过"意淫"来使自己的被压抑的性能量得到发泄。总之，对四铭来说，性意识才是他最真正、最本质的意识，其他，特别是说什么抨击"流弊"、表彰孝女、针砭社会，都是为了掩饰他这真正的意识。附带说一下，四铭的社友何道统也是与他一样的人，表面上一本正经呼吁"专重圣经崇祀孟母以挽颓风"，可是一听到"肥皂""洗一洗"的下流话，那"突然发作"的响亮笑声，和重述"洗一洗，咯吱……"暴露了他与四铭一样的性心理。实际上，正是那种虚假的意识压抑着四铭，使四铭陷入性变态，以寻求非常态的发泄，并在被他妻子识破之后，由于无法顺利地获得发泄，于是他的性格便转向暴戾，"怒得可观""尽闹脾气"。这性变态又更受压抑，也更严重。

《高老夫子》中的高尔础，情形也像四铭，是一个虚假的性变态者。尽管他竭力否认，谋一个女学校的教员，目的是要"去看看女学生"，他平日里总是与朋友一起打牌、看戏、喝酒、跟女人，也证明他是热衷于此行的。特别是在他应聘女校之后，上课前十分注意自己的仪表，努力要掩盖左眉棱上的瘢痕，抱怨教科书的编辑和前任教员的授课，目的都是考虑是否获得女学生的青睐和好感。在此之前，由于这一愿望的克制或压抑，已够使他情绪"烦躁愁苦"；上课时幻听"女学生吃吃的窃笑"，更使他这一愿望难以实现，因而像四铭一样，因性欲望受阻而转向性格的暴戾，出现"无端的愤怒"，总是感到"不舒适，仿佛欠缺了半个魂灵"。他最后的抨击女学堂，甚至一反夙愿，说"我没有再教下去的意思"，便是与阿Q一样的酸葡萄精神的表现。

鲁迅作为一位伟大的作家，他对封建旧中国的深入观察和研究，使人们看清了几千年来的封建思想和封建伦理道德对人的心灵所造成的严重创伤，它迫害进步和革命，摧残理想和锐气，麻痹灵性和精神，压抑情感和欲望，结果就如郭沫若在《〈西厢记〉艺术上的批判与其作者的性格》一文中说的，封建旧中国不过是"一个庞大的病院"，充塞满了大量的精神神经病人。鲁迅在小说中所描述的精神分裂症、情感性精神病、性变态者这么三种精神神经病人，就是当时中国封建社会里最普遍、最具典型意义的事物。这说明了鲁迅对封建社会礼教的认识是何等深刻！

第六章　人　道

先　驱

精神病人的遭遇引起人们广泛的注意。同情是普遍的，但要站出来说话，除了有一定的条件外，最重要的还需要有极大的勇气和决心，有时可能还要冒很大的险。这就不是仅仅富有同情心的人能做到的。因此，这样的人堪称为争取精神病人人道待遇的伟大先驱。

先是英国的慈善家约翰·霍华德可贵的努力。

约翰·霍华德（John Howard，1726—1790）生于大伦敦内自治市哈克尼（Hackney），是一位家具装饰业合伙人的儿子。1742年父亲去世，他继承到相当大一笔遗产，因而有条件漫游欧洲。

1756年，听说一次大地震破坏了葡萄牙的一些地区，于是，霍华德乘上一艘商船前去救助。这正是英法"七年战争"开始的时日，他们的航船在赴葡萄牙首都里斯本的途中被一群法国海盗俘获，乘客和船员都被当成囚犯，扔进船的底舱，没有食物，连水都没有。后来他们还被关到地牢里，遭受到极不人道的待遇。这一段惨痛的亲身经历，极大地影响了霍华德以后的生活，尤其是他1773年被任命为贝德福德郡的郡督（High Sheriff）之后的思想。

视察监狱是郡督的职责。一次巡视时，狱中的种种弊端使霍华德深受震撼。他发现狱卒没有固定的薪金，即使有时取得的也不是由政府拨下，而完全靠犯人释放时缴纳的费用为生。他感到，这样的制度，就意味着要是犯人交不起这笔费用，就永远别想获得自由。事实也确是如此，有些犯人尽管已经服刑期满，仅是因为无力缴纳这笔费用，仍不得不稽留狱中。此外，更不用说狱中的生活条件也过于恶劣。

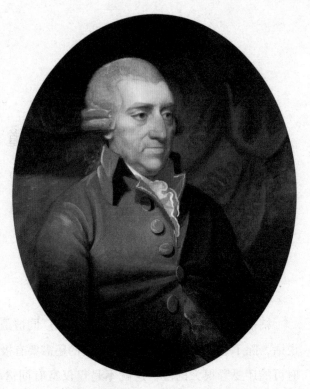

英国监狱改革家约翰·霍华德画像

　　有感于此，霍华德随后于第二年，即1774年要求议会通过两项法案：一、获释犯人必须立即公开开庭宣布释放，废除缴费释放的制度；二、法官和监狱必须重视犯人的生活条件，特别是难以忍受的卫生条件。使他失望的是他的提案没有好好被接受。但是霍华德并不气馁。

　　1775年，为了对各类监狱的情况有一个比较全面的了解，霍华德参观了英格兰、苏格兰、爱尔兰，还出访法国、荷兰、佛兰德斯；1776年他还访问了瑞士和德国的几个州；1781年至1782年又再次重访丹麦、瑞典、俄国和西班牙、葡萄牙，行程近十万里，其间曾返英，再度视察英国的监狱。他发现，在英国的一些监狱，同一座高墙里，却同时关押了触犯刑法的人、扰乱家庭的人、失业游民，而精神病人也与他们关在一起，且都同样用绳索、刑枷和囚笼关绑。霍华德感到，实际上，在这些地方，医院、监狱、牢房就是同一回事。他将自己的这些了解先是写进了1774年的《巴士底狱史评》（*Historical Remarks…on the Castle of the Bastille*）和1778年的《英格兰和威尔士的监狱状况……和有关某些外国监狱的报告》（*State of the Prisons in England and Wales…and an Account of Some Foreign Prisons*）及两年后的"附录"中，1784年，他又出版了《报告》的全文和"附录"。

此外，1785年，霍华德还注意到传染病的防治问题。他参观了法国、意大利、土耳其的一些收容院，甚至亲身在威尼斯体验了一次检疫的生活，于1789年出版了《欧洲主要收容院记述》（*Account of the Principal Lazarettos in Europe*）。

所有这些经历，都让霍华德亲身感受到监狱问题的严重性，特别是对待精神病人的极不人道的情景，使他深感法律必须与人道主义相结合。于是，他联络了一些持同样看法的人，与他们一起，共同倡议改革监狱管理。可惜，首先是时代的局限，加上霍华德在访问俄罗斯的几座陆军医院时，在乌克兰赫尔松（Kherson）染上了斑疹伤寒，于1790年病逝，他的理想未能得以实现。直到法国大革命的自由、平等、博爱的口号获得普遍接受，勇敢的菲利普·皮内尔站了出来，才使精神病人的境遇开始发生改变。但霍华德被公认是为精神病人争取人道待遇的先驱之一，仍被载入史册。

菲利普·皮内尔（Philippe Pinel，1745—1826）生于法国南部朗格多克区（Languedoc）一个小镇的穷医生家庭，他叔父也是医生。在南方的图卢兹大学攻读医学、获得博士学位以后，皮内尔作为一位医学的人文学者（littérateur）去著名的蒙彼利埃大学医学院（Faculty of Medicine of Montpellier）进修了四年，然后于1778年来到巴黎。在巴黎，皮内尔足足有十五年时间靠翻译科学和医学著作以及教授数学为生。

巴黎大学的医学院不承认像图卢兹这类外省大学的学位，加上两次比赛都没有让他获得奖学金可以继续深造，于是皮内尔在1784年去编一本每周四页的《健康杂志》（*Gazatte de santé*）。

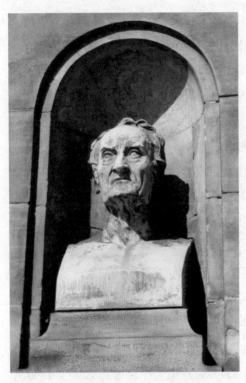
法国医生菲利普·皮内尔雕像

在巴黎，皮内尔曾目睹德国医生弗朗兹·梅斯梅尔（Franz Anton Mesmer, 1734—1815）所做的一种类似降神会的所谓"动物磁性"的戏剧性表演，即"催眠术"。虽然皮内尔从来没有对梅斯梅尔的理论发生过兴趣，但梅斯梅尔实施的心理学技巧对人的精神状态产生的作用，给他留下了极其深刻的印象。

大约在这个时候，皮内尔的一位患有精神病的朋友，因一次病情发作，逃进大森林，结果被狼群吃了。这位朋友的死使皮内尔的心理受到极大的震荡。他把痛苦化为力量，下定决心，要献身于精神病学的研究。就是在这个时候，皮内尔开始对精神病的问题产生持久的兴趣。他进了雅克·贝尔奥姆（Jacques Belhomme, 1737—1824）医生私人开设的疗养院（La Maison de Sante），从1783年待到1788年，观察和学习以不同的方法诊治精神病人。

当时，爱尔维修夫人（Madame Helvétius）沙龙每周一次的聚会算得上是全巴黎的一大重要事件。夫人出身于奥地利的贵族之家，原名安娜·卡特琳·德·利尼维埃·多利库尔（Anne-Catherine de Ligniville d'Autricourt），是大哲学家、启蒙主义思想家克洛德·阿德里安·爱尔维修（Claude Adrien Helvétius, 1715—1771）的遗孀。她非常漂亮，且才华横溢，是美国《独立宣言》起草人之一本杰明·富兰克林（Benjamin Franklin）的亲密朋友，她的沙龙吸引了孔狄亚克、伏尔泰、狄德

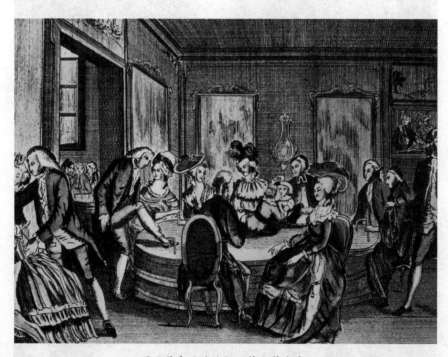

匿名作者画的施行"梅斯梅尔术"

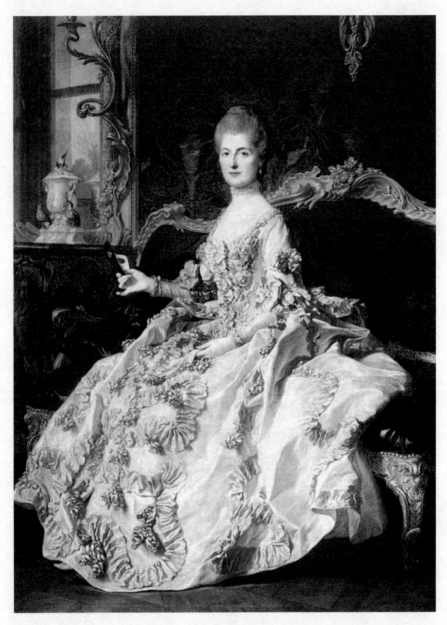

爱尔维修夫人

罗等众多杰出的哲学家、作家、社会科学家、革命思想家、医生和其他著名人士。他们每个星期二都在这里聚会，交换思想和智慧。1776 年 9 月，刚获得独立的美国，派富兰克林等三人组成一个高级代表团，去法国谋求经济和军事援助。其间，富兰克林偶然一次参加了这家沙龙的聚会，认识了皮内尔，并为他的思想所感动。他邀请皮内尔去美国，与他共同讨论巴黎防止城市喧嚣的经验。皮内尔婉转地拒绝了他的邀请，说巴黎比美国更需要他。富兰克林后来曾与美国精神病学之父本杰明·拉什（Benjamin Rush）谈到皮内尔治疗精神病人的人性化态度，极大地启发了拉什的思想。

皮内尔曾目睹 1793 年 1 月 21 日法国路易十六国王被斩首的情景。共和国成立后，实行恐怖统治，凡涉嫌叛变共和国者立即被逮捕，持温和观点的人也受嫌疑，四万人被送上断头台，其中包括爱尔维修夫人沙龙的一些成员。皮内尔也成为不受信任分子。

虽然这样，皮内尔还是在这年的 8 月被任命为比塞特医院（Bicêtre Hospital）的主任医师。当时，比塞特精神病医院拘押了差不多四千名罪犯、小偷、梅毒患者、领养老金者和大约二百名精神病人。皮内尔的任务是治疗那里的男性精神病人。

受命之后，皮内尔立即对第七病室中的这二百名精神病人发生兴趣。他要求一份有关入住这病室的精神病人的报告。几天之后，他收到让-巴蒂斯特·皮桑（Jean-Baptiste Pussin，1745—1811）撰写的情况说明。皮桑 18 世纪 70 年代曾在比塞特医院成功地治疗过瘰疬病；以其类似的模式，他最后与他妻子马格丽特·朱布兰（Marguerite Jubine）同被接受为医院的临终关怀管理人员。

出于对皮桑的才干的赏识，皮内尔决定像做学徒似的去体验管理疯癫病人的工作，目的是要"以经验为依据获得的洞察力来丰富有关精神疾病的医学理论"。他观察到的对精神病人的管理方法是一种绝对非暴力的、非医学的、可被称为是"伦理治疗"（moral treatment）的方法。

于是，在比塞特，皮内尔除了看病，同时私下里还经常去走访被禁闭的精神病患者。可是，呈现在他面前的是怎么一种情景呢？他看到那些男性病人，很多都全身裸露，连人类最基本的需要也得不到。"病房"照不到阳光，空气污浊，散发着难以忍受的恶臭；病床没有被褥，只有一些稻草铺垫，而且也不常更换。墙上有几个小洞，食物就从这个小洞塞进去，医生也是通过这小洞来窥探病人、诊断病情和定出"治疗方案"。这使皮内尔惊得目瞪口呆。更使他震惊的是许多病人甚至被锁在通向天花板的铁链上，最轻的也被穿上紧身衣。服务人员严重不足，多数都没有受过任何的医务训练，只会使用惩罚手段，他们是因为体力强壮和外表可怕才被选中来做这项工作的。每个服务人员要对付大约五十名病人。使用的治疗包括放血、灌肠、发疱和冷水浴；鞭子、脚镣、手铐都是用来对付反抗和不肯听从的病人的。

皮内尔走访和了解病人是为了收集详细的病史和自然史，以此为基础，考虑一种心理治疗方法。在后来 1801 年于巴黎出版的《有关精神错乱或狂躁症的医学哲学论文》（*Traité médico-philosophique sur l'aleniation mentale；ou la manie*）中，皮内尔描述了自己与这些精神病人接触的经历，以及治疗的设想，还表达了自己对他们的同情。在此书和他的另一部 1798 年出版的著作《疾病的哲学分类》（*Nosographie philosophique ou méthode de l'analyse appliquée à la medecine*）中，皮内尔确信疯癫病人是确实有病，而不是简单的怪异或邪恶，更不是由于什么魔鬼附身。例如，他遇到过一位女子，她在与一位体弱多病的男性结婚之后，幻想自己被魔鬼缠住，结果发作歇斯底里。这使皮内尔认识到："婚姻对于妇女来说是抵御两种癫狂类型的防护剂。"他在有关的医学文献上也曾读到过，说是有几位妇女，参加了一次传教活动，由于受种种可怕意象的困扰，认为自己陷入了地狱之中，没有什么能够扑灭正在吞噬着她们的烈火，结果得了狂躁症和忧郁症。通过这些实际了解，皮内尔深信，精神疾病的发生是患者遭受社会压力和心理过分压抑的结果。他在自己的著作中一方面论述了精神紊乱即是脑部的紊乱，才引起人格的紊乱，同时又在概括人道主义运动的时候，着重指出要减轻患者的痛苦。皮内尔的工作一扫以往对待精神病人的旧观念，使疾病和魔鬼学截然决裂，他的著作，特别是《有关精神错乱或狂躁症的医学哲学论文》，被认为是精神病学史上的一个里程碑。

从这样的认识出发，皮内尔考虑，应该设法使这些可怜的人摆脱锁链的束缚。于是，他立即采取断然的措施，下令停止放血、灌肠、发疱，以温水浴浸泡来代替惩罚性的冷水浴，减轻病人的病情，镇静他们的心灵，得到精神病人的衷心感激。最重要的是他希望解开他们身上的锁链。但是这样做，需要获得公社的允许。而皮内尔要把请求呈交的公社首领、负责人犯和医院事务的三执政之一乔治·库东（George Couthon, 1755—1794），是一个以严厉闻名的令人恐惧的人物。他坚决主张处死国王路易十六，他在国民公会中猛烈抨击温和的吉伦特派的议员，发表演说时，要求杀绝共和国的一切敌人。正是他的言行，使"革命法庭"的工作加紧进行，开始了臭名昭著的"恐怖统治"。

尽管皮内尔因与爱尔维修夫人沙龙的关系，被认为是值得怀疑的温和派人物，但他仍不顾个人的安危，勇敢地去面见库东。危险的是他要向库东申说自己治疗精神病人的实验计划，而这项实验万一失败，在这恐怖时期是很容易被视为政治阴谋，从而会威胁到皮内尔自己的生命。结果可想而知，不管皮内尔怎么说，库东拒绝同意解除精神病人的锁链。

第二天，少时因病致残的库东坐着轮椅来比塞特医院视察。他跟着皮内尔到了病房，看到不少病人已经被锁了三四十年；与一些病人相遇时，他还受到病人最污浊、最下流语言的侮辱，使他异常恼火。对于皮内尔的坚持要求，库东不无惊讶地问："公民，你要给这些畜生解掉锁链，一定是疯了吧？"皮内尔镇静地回答说："公民，我确信这些人之所以难以驾驭，是因为他们被剥夺了呼吸新鲜空气和享受自由的权利。""那好，对于他们，你喜欢怎么办就怎么办吧，"库东说。"不过，"他随即警告皮内尔，"我担心你可能会成为你自己所提出的假设的牺牲品。"

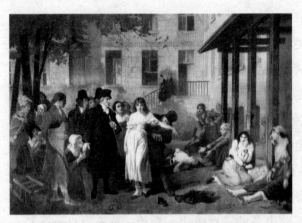

罗贝尔-弗勒里的画描绘皮内尔解放精神病人

命运帮了皮内尔的忙，使他避免陷入一场政治牺牲之中。

皮内尔决定先在小范围里为精神病人解脱锁链。他谨慎地挑选了一些相信能对自己行为负责，也就是在解脱锁链之后能够控制自己行为的病人进行心理治疗实验。他每天与他们交谈，听取他们的诉说，详细记下病史，有史以来还没有一位医生记下过如此详尽的病史。他让他们获得新鲜的空气与和煦的阳光，又让他们积极参加活动，并伴以音乐和其他娱乐活动。这些工作果然取得了成效。于是，这些病人大部分获得释放。对剩余的一些在治疗中病情也有相当改善的人，也给解除了镣铐，让他们获得自由。还有一些病人，特别是具有攻击性的疯癫病人，虽然还得监禁控制，也尽可能给以人道的对待。典型的例子是，有一位叫谢维尼（Chevigne）的病人，原是一名近卫军，因在一家小咖啡馆闹事被拘禁，在比塞特已经被锁了十年。皮内尔和他商议，说如果为他解脱锁链之后，他能够表现得体，可以让他离开比塞特。此人后来成为皮内尔可信赖的仆人和伴侣。在这一工作中，皮内尔不但为自己理想的实现感到无限的安慰，还因与精神病人的感情交流而感到极大的愉快。他深深感受到，"我在其他地方都看不到有谁会比大多数有幸处于康复阶段的精神病人更值得令人爱，更加温和，更充满情感和更忠于职守"。

尽管皮内尔的工作取得这样的成绩，他还是受到公社的注视，他们认为他在精神病院窝藏了"人民的敌人"。一天，一群暴民在街头堵住他的去路，要把他拉到最近的路灯柱下去吊死。幸亏正好被谢维尼瞧见，阻止了这场袭击，救了他的命，也可以说是拯救了精神病学。

1795 年，皮内尔被任命为萨尔佩特里埃医院（Hospiice de la Salpêtriére）的主任医师，并在这岗位上一直到退休。1802 年，皮内尔根据他在该院的经验，将以前的《疾病的哲学分类》扩充为一部经典的《临床医学》（*La Médecine Clinique*）出版。

萨尔佩特里埃医院在当时像是一个大村落，滞留了大约七千名年老而贫穷的女病人。在比塞特的成功，使皮内尔有信心在萨尔佩特里埃也以同样的方式处理这些病人，同样获得了成功。1795 年，皮内尔升为巴黎医学院的卫生和病理学教授，受到很大的尊重。1804 年，他还被选进科学院（Académie des Science），拿破仑为皇之后甚至请他做自己的私人医生。但在拿破仑被流放、波旁王朝重新统治之后，查理十世国王不再留用获取过拿破仑荣誉的人，皮内尔和其他十位教授都被促令退休。1826 年 10 月 25 日因突然中风而去世时，皮内尔既无职位，也无养老金。十天前的一次重访萨尔佩特里埃医院，算是他最后的安慰，当然，最大的安慰是他的精神病学的事业，有他的学生们，包括他的儿子西皮翁（Scipion）等人继承，并且取得了良好的发展。

继 承 者

菲利普·皮内尔的学生让-艾蒂安-多米尼克·埃斯基罗（Jean-Etienne-Dominique Esquirol，1772 —1840）生于法国的图卢兹，父亲是富有的服装批发商。在法国东南部纳博讷（Narbonne）的陆军医院做了两年学徒之后，埃斯基罗去蒙彼利埃大学举世闻名的医学院学医，然后于 1799 年来到巴黎，进萨尔佩特里埃医院工作，跟随菲利普·皮内尔，是皮内尔最喜爱的学生。

像皮内尔第一次见到的那样，萨尔佩特里埃的情景也同样使埃斯基罗震惊：女精神病人像狗似的被拴在囚室的门上，有一个铁栅长廊把她们与管理人员和参观者隔开；食品和当作床铺睡觉的稻草通过铁栅递进去，用箝子将粪便、污物通过铁栅扒出来。埃斯基罗还说他从来没有见

165

到过"用这么多的锁、门闩和铁条来锁囚室的门的"。

除了皮内尔的思想熏陶，还有对精神病人不幸遭遇的这种亲身感受，使埃斯基罗决心要投身于精神病的研究工作。

皮内尔也十分支持埃斯基罗的工作。为了使埃斯基罗能有一个继续深入研究精神病患的合适环境，

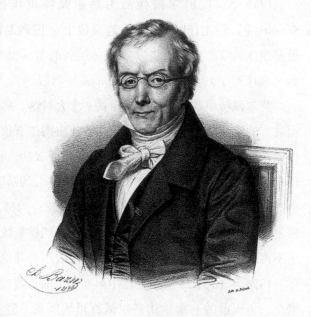

法国精神病学家埃斯基罗

皮内尔在巴黎布封街（rue de Buffon）为埃斯基罗提供一座住所和一个花园。在这里，埃斯基罗于 1801 年或 1802 年建起一所私人精神病院（maison santé）。埃斯基罗的这所精神病院取得很大的成功。1827 年，巴黎一份报纸这样写到病院所做的善行：

有谁曾听说过医生把精神病人当成照看、关顾的对象，对他们进行如此精当的治疗？可是，怕是没有谁知道每天不到十或十五法郎即可入住布封街的（埃斯基罗的精神病院）吧？……看到疯人院被提到如此意想不到的价格，人不由会相信这是对精神错乱病人的一种优待，是值得大书特书的……

1805 年，埃斯基罗发表了题为《激情，精神错乱的病因、症状和治疗方法》（*Des Passions considérées comme causes，symptomes et moyens curatifs de l'aliénation mentale*）的论文。像皮内尔一样，埃斯基罗也相信精神病的起因是由于心灵受到冲击，并认为疯癫也不是完全不能治疗的。论文意在对精神病的本质提供一种试探性的设想，是一份标志现代精神病学诞生的重要文献。

埃斯基罗在 1811 年成为萨尔佩特里埃医院的"常任医师"（médicine ordinaire）。皮内尔选中他不仅因为他拥有多年管理私人精神病院的经验，还因为他是"一位专门致力于精神错乱研究的医师"，因而认为他是适合这项工作的唯一人选。

更值得注意的是，在工作中，埃斯基罗认识到，疯癫是一个全国性和福利性的问题。他特别提到，对于患病的穷人来说，能有医生的帮助，是会起重要作用的；同样的，疯癫病人能有医生照看，作用甚至更大。在公开的论争中，他发表这样的看法，促进了对躁狂症的有效治疗。由于在这些问题上所起的积极作用，使埃斯基罗的声望在一定的程度上甚至超过了他的老师皮内尔。

1810 年、1814 年、1817 年，埃斯基罗三次自费巡回全法国，了解各地精神病收容院的情况。回来后，他于 1818 年写了一篇回忆文章，提交给内务部长；另一篇详细描述他所见的文章被收在《医学科学词典》（*Dictionaire des sciences médicales*）中。这两篇文章实际上是一项向政府和医生提出的医疗改革纲领，内容包括以下几点："收容院是一个治疗的机构。"意思是，新型的精神病院，它的机构必须有助于这一新学科的实践；疯癫病人应该在专门的医院里来治疗，受过专业训练的医师是医院不可或缺的人才；在巴黎，一切诊治精神病人的专门技术都应完善，然后通过在巴黎取得的进展，将改革扩展到全国，他建议内务部建造二十所专门诊治精神病的医院，均匀分布全法国。

1817 年，波旁王朝复辟后，埃斯基罗在萨尔佩特里埃大餐厅的一角开始讲授有关精神疾患（maladies mentale）的问题。这在法国可能是进行正规精神病教学的第一次。当时，埃斯基罗既不是医学院的教授，也不是巴黎医院的主治医师，而不过是一个普通的医生，却是许多"热情的学生们"前来求教的可信赖的导师。

1823年，皮内尔和其他一些自由主义人士被迫从医学院退休之后，埃斯基罗被提升到巴黎大学医学院检察总长的高位。随后，他受内务部之命，去全法国了解收治精神病人机构的状况。回来后，他对自己所见的情况做了极有戏剧性的描述：

> 我见到，他们衣衫褴褛，躯体裸露，躺在冷湿的路面上，仅仅靠着一点点稻草御寒。我见到，他们食物粗陋，呼吸着污浊的空气，连最基本的生活需要都得不到满足。我见到，他们完全听凭狱卒的摆布，是这些人野蛮管理的牺牲品。我见到，他们成群挤在肮脏、狭窄、没有空气和阳光的地牢里，被捆锁着。若是把政府花钱在城市里饲养的野兽也关到他们所处的洞穴，都会使人们为其感到担忧。

这些铿锵有力的言辞，使人们强烈地认识到救援精神病人的必要性和重要性，对改善精神病人的境遇起到积极的作用。埃斯基罗于1840年去世，两年前，也就是1838年出版的他的著作、两卷本的《根据医学、卫生学、法医学研究精神病》（*Des maladies mantales, considérées sous les rapports médical, hygienique et médico-legal*），是公认的现代第一部临床精神病学教科书。

在皮内尔和埃斯基罗之后，还有多位社会改革家，为声援和改善精神病人的状况，做出了有力的贡献。

与皮内尔1792年在法国开展他的伟大改革的同时，在英国，威廉·图克也在开始类似的工作。

威廉·图克（William Tuke，1732—1822）是一位商人和慈善家，他早年继承了祖上在纽约的茶叶和咖啡批发业，拥有一笔财富。他是基

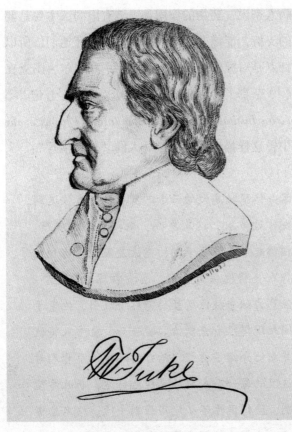

英国改革家威廉·图克的签名

督教公谊会（Society of Friends），别称贵格会（Quaker）下面一个组织的成员。

贵格会认为人只要沉思静默、殷切期待，在内心认识上帝，便可直接获得基督的教诲和引导；他们相信，对于深受心灵痛苦和患有精神疾病的人，给予所需的亲切和同情，会使病情得到缓解和康复。

18世纪90年代前期，贵格会西约克郡利兹分会（Leeds Quaker）的一位会友汉纳·密尔斯（Hannah Mills）滞留在约克收容院（York Asylum）时，由于生活条件恶劣，不仅得不到治疗，且受尽不人道的待遇，结果不幸死去。这使图克和他全家深受震惊，他们发誓，再也不能让任何一个会友被迫在这样的条件下忍受下去了。图克全家，威廉的儿子亨利·图克、他的孙子塞缪尔·图克、塞缪尔的儿子詹姆斯·哈克·图克和詹姆斯的兄弟丹尼尔·哈克·图克，都一致这样认为，并决心为实现这一目标而努力。

1796年，依照威廉·图克的意志建起的"约克康复院"（York Retreat）开张。这是一所精神病院，但是与当时的同类精神病院不同，图

169

克家族认为，对于精神病人来说，药物的作用是极其有限的，主要是要依靠爱和理性以及社会的支持，能像对自己的孩子那样关怀他们，所以他们这所医院最显著的特点是对疯癫病人的文明治疗。塞缪尔·图克在他出版于 1813 年的《约克郡近旁康复院医治公谊会人士记事》（*Description of the Retreat, an Institution Near York for Insane Persons of the Society of Friends*）一书中曾这样描述给予一例病人的"精神治疗"：

> 许多年前，一名身体强壮高大的三十四岁男性患者被送到康复院。此前他曾发作过多次，这次发病，他被脱光了衣服，戴着镣铐，用绳索捆绑起来。当他来到约克康复院，镣铐和绳索全部被去掉，工作人员将他领进公寓，负责人正在吃晚餐。患者很平静，他的注意力似乎被他所处的新环境吸引，他急于参加晚餐，而且其间表现得很有克制力。晚餐后，负责人将他带到他住的公寓，并向他介绍了他赖以治疗的环境。负责人对他说，他希望住在这里的每一个人都尽可能地舒适，而且希望大家能努力做到克制，使得医生不必使用强制手段。这名患者很敏感地感觉到善意。他答应控制自己的行为，而且他也真正做到了，在他住院期间，没有发生过一次需要强制措施的事件。（张大庆等译）

是的，正如书名所说，起初，约克康复院的确只收公谊会信徒病人，但是几年之后便也开始接纳其他信仰的患者了。由于这里的文明治疗，人们慢慢地甚至不把它看作精神病院，而是以一般的医院看待了。值得称道的是，图克一家人都不是医生，丹尼尔也是直到 1853 年才获得医生这一资格，但是他们的这所"康复院"在精神病人治疗发展史上占有重要的地位。

与此同时，在别的国家，也有一些改革家在为精神病人的境遇做出努力，其中著名的如德国柏林的约翰·克里斯蒂安·雷伊（Johann Christian Reil）等人，迪克斯小姐的贡献尤其令人钦佩。

多萝西娅·林德·迪克斯（Dorothea Lynde Dix，1802—1887）生于美国马萨诸塞州曼恩区的汉普登。她很少说起自己痛苦的童年，说起她那整天酗酒、满口脏话的父亲，说起她那脆弱而名分有点不正的母亲。后来她曾宣称她"从来不知道自己的童年"。但她十二岁时就照顾两个弟弟，带他们离家去波士顿有钱的祖母家生活。当时，女子是不允许进公立学校的。于是，迪克斯就进行自我教育，并在不到二十岁的年龄多次为孩子们办学。迪克斯虽然一向身体不好，经年多病，住过好几次医院，1836年甚至出现"神经和躯体萎缩"这样严重的病症，但仍不忘精神病人的痛苦，而且在这一事业上从未出现过一点点退缩的想法。

1841年3月，三十九岁的迪克斯应邀去马萨诸塞州东剑桥监狱（East Cambridge Jail）的主日学校教课。在那里，她见到妓女、酒徒、罪犯和精神病人都同样地一起被挤在没有家具、没有供暖设备、空气污浊的屋子里冻得发抖。这种情形使她感到惊讶，感到痛心。她问怎么会有这种情况，得到的回答说，她关心这类问题没有什么意义。从这时起，迪克斯就开始关心起精神病人的处境了。她向有关机构写报告，严正提出不能再这样下去。她第一次的努力取得了效果，供暖解决了，东剑桥监狱的境况有了改善。在以后的十八个月中，迪克斯把注意力转移到临近的和西部南部

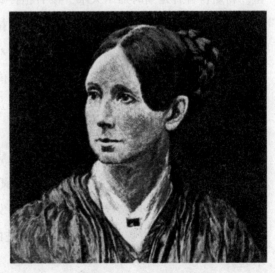

美国改革家多萝西娅·迪克斯

171

各州，力所能及地——查访州中各个"禁闭"精神病人的监狱和拘留所，并于 1843 年给州的立法机构写报告，揭露自己亲眼目睹的种种类似的令人震惊的事例，希望唤起他们和公众的道德意识。随后她又开始大规模地活动，去监狱、精神病院、贫民院、救济院和医院详细了解对待精神病人的情况。以后所见的情况进一步证实和支持她有关精神病人遭受禁闭的不人道待遇。她向马萨诸塞州的立法机构提出改革的想法，在法律上和资金上都获得了支持。这样，不但在马萨诸塞州的伍斯特医院，甚至在全国三十二个州中的精神病院的改革开展，和为"弱智者"创办学校上，她都起到主要的作用。后来迪克斯小姐还继续不倦地在欧洲大陆和加拿大从事改革，为全世界的精神病人获得人道的治疗而努力工作。

多萝西娅·迪克斯在加拿大的努力可以在濒临大西洋新斯科舍省（Nova Scotia）的第一精神病院中看到。1844 年和 1849 年，迪克斯在这个由几个岛屿组成的沿海行省广泛考察精神病人时，发现情况十分严重。新斯科舍省是当时加拿大唯一没有精神病院的一个省。要创建这样的机构，进展是非常缓慢的。但是在迪克斯持续不断又异常得体的努力之下，终于让省政府将此项工作列入计划。八年后，新斯科舍省的第一家精神病院于 1857 年 5 月 26 日接收了第一位病人；四周后，有十八名精神病人从省会哈利法克斯（Halifax）的济贫院转到这里。

迪克斯相信，疯癫并不是犯有什么罪孽，将疯癫病人跟罪犯同关在一处是令人愤慨的做法。她特别强调，疯癫病人无须有什么犯罪感或内疚感，"除了因病干不了活"。迪克斯认为疯癫的直接原因往往是伦理上的和社会上的，出现疯癫疾病是由于大脑发生生物学障碍。迪克斯的这些看法在她那个时候被认为是相当激进的，今天看来是多么的了不起。

迪克斯还研究并区别精神病人有能治的和不能治的两种，她设法寻求让前一种病人获得康复，让后一种病人得到安慰。这些考虑使她被公认为是最具人道主义的改革家之一。

总结多萝西娅·迪克斯三十年里的工作，可以看到，她不但促使美国二十个州和加拿大专为精神病人建立了医院，使精神病患者获得了人道主义的待遇；还把她的工作扩展到法国、意大利、奥地利、希腊、土耳其、俄国、瑞典、挪威、丹麦、荷兰、比利时以及德国的一部分，她甚至通过日本驻华盛顿代办的影响，在日本建立起两个疯人收容所。迪克斯小姐的功绩获得人们的普遍称颂，有一部传记称颂她说：

> 在历史上还很少有这样的事例，一个如此规模的社会运动，竟然能归功于单独一个人的工作。

另外，在改革精神病人的工作上，克里福德·W. 比尔斯（Cliford W. Beers，1876—1943）的功绩也是必须提到的。

比尔斯出身于美国的一个特权阶层。在耶鲁大学毕业后，患了严重的抑郁症和妄想症，到了精神分裂的程度。试图自杀未遂后，他被送进了一家私人的精神病院，后又在公立的同类病院待了三年。在这里，他以亲身的经历深切体会到对精神病人的典型的不文明态度。神志恢复后，比尔斯明白，他应该向社会揭露这些他所目睹的把人不当人看的令人震惊的事实，于是写了题为《找到自我的心灵》（*A Mind that Found Itself*）的书，于1908年出版。在书中，比尔斯对自己的病，做了完全坦诚的描述。他不仅写了自己因心理缺陷所感到的痛苦，同时也揭露了被送进收容机构的病人经常遭到管理人员不人道的对待。他谈到穿紧身衣睡觉的感觉，谈到被限制交往的感受，还描述了仅仅穿一件内衣被锁在没有取暖设备的房间里的日子。他说，他最痛心的是目睹一些病人，"仅仅是不能领会或是不服从命令"就遭到毒打。在这部自传的序言中，比尔斯说道，他是从1903年9月出院后便决心"写一本他自己经历的书，并组织一场运动，来摧毁神魔病因的说法，帮助医治精神疾患，并尽可能地防治精神病"。

比尔斯揭露的事实感动了美国的良知，引发开展一场改革的呼声。比尔斯也把自己的余生奉献给这场改革。他的书使他得到一些市民团体的支持。在著名哲学家和心理学家，实用主义心理学运动的领袖人物威廉·詹姆斯（William James，1842—1910）和当时最有影响的精神病学家之一阿道尔夫·迈耶（Adolph Meyer，1866—1950）的鼓励下，比尔斯于 1909 年起创办了康涅狄格精神卫生院（Connecticut Society for Mental Hygiene）、国家精神卫生委员会（National Committee for Mental Hygiene，后称"国家精神保健协会"）和世界精神卫生代表大会（International Congress for Mental Hygiene）等令人尊重的机构。国家精神卫生委员会先是在美国，后来在国外，都发挥了巨大的作用。委员会曾得到钢铁大王、慈善家安德鲁·卡内基（Andrew Carnegie）的合伙人、支持精神病学研究的亨利·菲普斯（Henry Phipps）五万美元的贷款，积极展开活动，特别是在第一次世界大战中，起到了很好的作用。1913 年，比尔斯还开办了克里福德·比尔斯诊所，这是美国第一家收治门诊病人的精神保健诊所。

比尔斯以他唯一的武器——真理和同情，毫不停息地向时代的无知挑战，深受人们的敬爱，是争取精神病人人道待遇运动的有力的继承者。

艺术家的贡献

精神病是一种十分奇特的疾病，症状怪异，全都是属于心理上的征象，不同于人们常见的许多其他疾病，少有外形上的体征；而"病人"中很多又都天资卓绝、才具非凡，仅是因为过于敏感，才在跟时代和社会的冲突中心灵受到深重的创伤，最后导致精神疾患，又遭到十分不应有的对待；还有千百年来对这些病人所进行的各种十分残酷古怪的"治

174

疗"方式。因此，无论是出于好奇或迷信，还是由于人道主义精神崛起的背景，都不会不引起人的注意，尤其对于以人为主要创作对象的艺术家来说，或是克制不住要把自己同情的目光投注到他们的身上，或是作为人类社会生活中的一种特异的场景，都会感到有必要以自己的方式将这些人以及他们的生活和痛苦展示在自己的创造物上。所以，在艺术中，尤其是绘画中，精神病人总是重要题材之一。

彼得·勃鲁盖尔（老）（Pieter Bruegel，The Elder，约 1525—1569）是 16 世纪最伟大的佛兰德斯画家，生于今日荷兰布雷达（Breda）布拉班特公爵（Duchy of Brabant）的领地。他喜欢外出旅行，如 1551 年至 1552 年在意大利旅行，1533 年来到罗马，然后以自己的旅途所见为题材进行创作。在旅行中，勃鲁盖尔特别注意农民的生活，他相信自己就是一个农民，这使他获得了"农民勃鲁盖尔"的称号。因此不难想象，在他的作品中，以农村的生活和农民的题材最多，也最有名，如《农民的婚礼》（Peasant Wedding）、《农民的舞蹈》（The Peasant Dance）、《收割庄稼》（The Harvesters）等，都已经被认为是认识当时农村生活的经典风俗画。

医学史家注意到勃鲁盖尔有一幅版画，非常生动地表现一批歇斯底里舞蹈病的受害者，一组又一组地连在一起，一个女人跳在两个男人中间，显然都沉醉在极度的狂热之中。医学史家相信这位大画家一定不止一次亲眼目睹过此类场景，使这件作品也成为中世纪的一种奇特风俗的真实写真。

精神病人的题材也吸引了中世纪的另一位艺术大师，著名的德国画家小霍尔拜因的注意。

汉斯·霍尔拜因（小）（Hans Holbein，The Younger，1497/1498—1543）是肖像画家汉斯·霍尔拜因的儿子。他多才多艺，创作丰富，有宗教画、肖像画、细密画、书籍装帧木刻，还设计珠宝、家具，创作室内外的大型壁画。

小霍尔拜因不仅在 1515 年至 1525 年间在巴塞尔的创作丰富多彩，包括被认为"插图艺术的最高典范"的四十六幅《死亡之舞》；还于 1532 年来到英国，在那里度过他最后的十一年，把欧洲大陆新的艺术介绍到那里，使古老的英国绘画面貌为之一新，为同行所瞩目，甚至还引起国王亨利八世的注意，聘请他为宫廷御前画师，为皇室成员和贵族作画，完成了大约一百五十幅作品。

霍尔拜因的另一个重要作品是在 16 世纪 30 年代为《圣经·旧约》创作插图。他设计了九十四幅图像，由技巧良好的刻工汉斯·吕措比格尔（Hans Luetzelburger）刻成，成书后，由梅尔基奥尔和加斯帕·特雷克塞兄弟（Brothers Melchior and Gaspard Trechsel）在里昂出版，取名《旧约场景》（*Icones Historiarum Veteris Testamenti*）。书的装帧相当精致，每幅插图都单独占了一页，上端为《旧约》的原文，下端则是四行法文。

在《旧约场景》中，有一幅精神病人的插图，描绘这病人头戴草帽、身穿兽皮、半身裸露，左手握一根长杆，右手挟一支风车，引得孩子在周围笑闹。1998 年再版的《剑桥插图医学史》（*The*

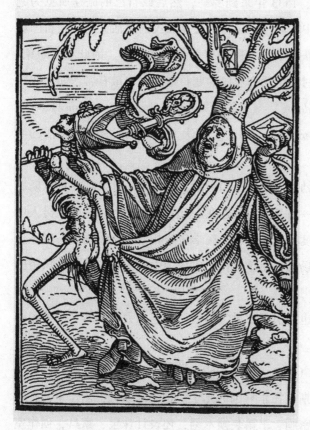

霍尔拜因《死亡之舞》中的修道院院长

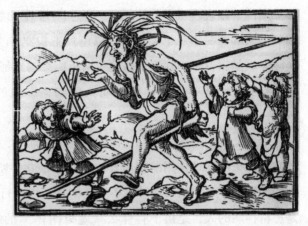

霍尔拜因描绘精神病人的病状

Cambridge Illustrated History of Medicine）在有关精神病的一章里选用了这幅木刻，指出画家这样强调精神病人的低级状态是因为，"人们通常都相信疯癫并不是一种隐蔽的，而是对所有的人来说都是显而易见的状况"。

自然，纵观历史长河，这些都已经算是晚近的创作了。人类最早用线条表现精神病人形象的作品该是原始人的壁画。考古学家曾不止一次在各处古老的岩洞里，发现原始人留下的壁画，不但再现了他们为生存而与野兽困搏的场景，还描绘了他们认为被鬼怪勾去灵魂的精神病人，以及如何请巫师来驱除进入病人体内的妖魔。

说起"驱魔"的绘画，医学史家都提到 16 世纪的画家和版画家路加斯的一幅钢版画。

路加斯·范·莱登（Lucas van Leyden，1489/1494—1533），生于尼德兰的莱登，真实姓名是路加斯·胡根松或雅科布松（Lucas Hugensz or Jacobsz）。

路加斯最先和父亲雅科布松学画，后进了莱顿（Leiden）画家科纳里斯·恩厄尔布雷松（Cornelis Engelbrechtsz）的作坊。1521 年在安特卫普遇到艺术大师阿尔勃莱希特·丢勒，受他影响，学蚀刻铜版。

在路加斯的创作中，《圣经》题材占据重要的位置，他最著名的作品《最后的审判》就取材于《圣经》；其他还有《戴棘冠的耶稣画像》《圆形基督受难像》《基督为盲人治病》等。与本书主题最有关系的是，路加斯的一幅表现《圣经》中大卫为扫罗驱魔的版画。在这幅作品中，伯利恒人耶西的小儿子大卫在为以色列王扫罗弹奏竖琴，来为他驱魔，实际上就是以音乐治疗来平息这位国王所患的忧郁症精神病。画面中坐着的扫罗，一副典型的忧郁症病人的情态，他的脸更是一副忧郁的表情。

随着文明的进展、人们认识的提高，渐渐地，不可捉摸也无法证明的有关神鬼的病理作用的想法开始一步步淡化，唯物的观念渐渐升起。人们慢慢地不再相信那些神志不清、胡言乱语、行为怪异的病人，也就是患精神病的人，是由于有什么"魔鬼附体"的缘故；开始思考定然是病人本人体内的什么器官出了毛病；而且最后进步到把疑点集中到大脑上，认为也许是病人的脑子。西方有一句古老的话"他脑子里有石头"（He has stones or rocks in his head），就是形容某人歇斯底里或神志不清。

"脑子里有石头"当然只是象征的说法，事实上说话的人也不是不知道，人的大脑里不可能真的有石头，不然早就活不成了。中国民间形容某人有神经病或精神病的时候，也有一个类似说法，就是"你脑筋搭牢"，比喻像是机器的线路"搭牢"。这似乎更贴切些。

由于"石头"是象征的说法，于是针对这一认识，也就出现象征性的医治手法，即不再做原始社会的"环钻术"打开病人头颅这种极其危险的手术，而采取一种比较安全的程序，即象征性地将病人的头皮浅表切开一点点，再从术者身后的帮手那里接过一块原来就准备好的小石片，表示这位医生已经从病人的脑袋里将这块使他患病的石头取出来了，相信这样一来就可以治好他的精神病了。

此种程序最初是16至17世纪的江湖郎中用于医治人的怪异行为，后来慢慢地普遍施行于治疗精神病了。17世纪的荷兰画家H. 韦德曼斯（H. Weydmans）创作的一幅版画《取石头手术》（*Operation for Stones in the Head*）生动地描绘了施行这种手术的情景。

如果说，上述的一些绘画作品，描绘得更多的是精神病人的外在形

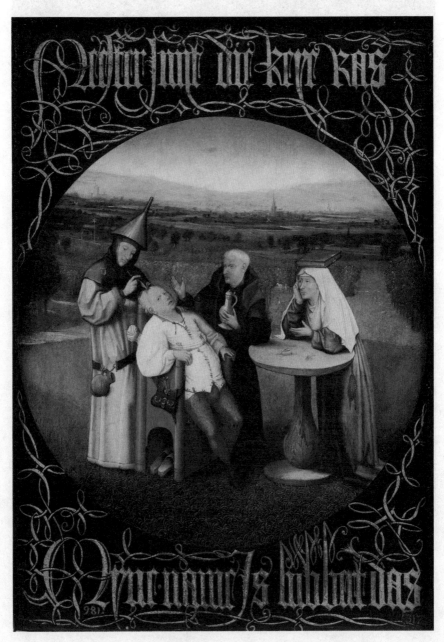

摘取 "疯人石"

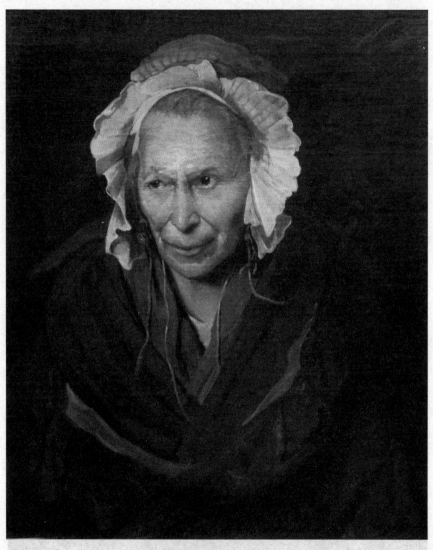

《疯女》，1822 年

体，那么到了近现代，画家们更重视以表现精神病人内心的痛苦来打动观众。在这方面，热里科和克鲁克香克的创作十分令人感动。

法国画家西奥多尔·热里科（Jean-Louis-Andre-Théodore Gericault，1791—1824)出生于鲁昂的一个富裕家庭，在大卫的学生、学院派画家皮埃尔-纳西斯·盖兰的指导下，掌握了古典主义的人物造型和构图技巧。

作为一位画家，热里科的作品色彩丰富、气势宏伟，既有描绘巴洛克风格的巨幅画作，也有描绘体育运动题材乃至人物肖像，对浪漫主义和现实主义的艺术发展产生过重大的影响。与多数其他艺术家相比，艺术史家特别注意到热里科的人道主义精神，这精神不但表现在诸如他的著名油画《梅杜萨之筏》（*Radeau de la Méduse*）中对受难者的深切的同情，还体现在他对精神病人的态度上。

　　1820 年，萨尔佩特里埃医院让-艾蒂安-多米尼克·埃斯基罗的学生艾蒂安-让·若尔热（Etienne-Jean Georget, 1795—1828）发表了他的重要论文《论疯癫》（*On Madness*）。若尔热在文中认为，疯癫病人的容貌或说是面相，会因引发他们的激情和思想，病情的不同阶段和神志失常的特点各不相同。"一般说，"若尔热写道，"白痴的脸容是发傻的；躁狂症患者的脸，与他的精神一样激动，常常抽缩、痉挛变形；弱智者的脸显得沮丧而无表情；忧郁症病人的脸比较萎缩，以痛苦和极大的忧虑为特征；偏执狂病人是高傲得意、自命不凡的脸孔表情；宗教躁狂症病人是温顺谦和的，他祈祷时总是将两眼固定在（想象中的）天国和地狱之间；焦虑症病人则避开对面，眼睛看向一边，等等。"若尔热为进一步对精神病人的脸容做更深入的

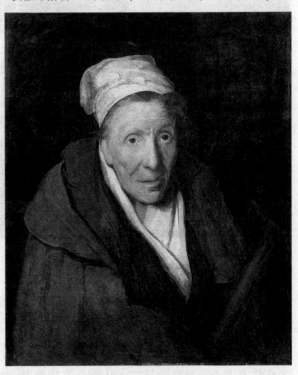

热里科的《躁狂症女人》

181

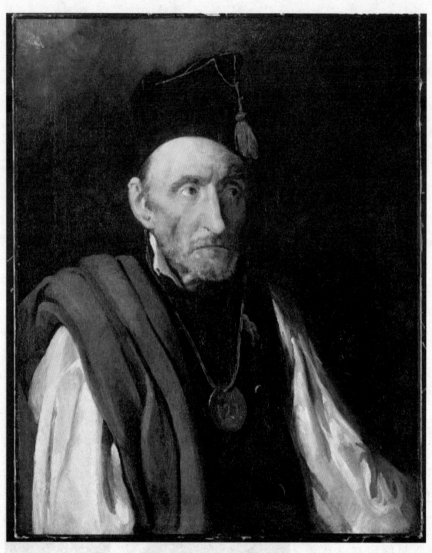

热里科的《妄想成为军官的男子》

研究，希望搜集一些典型的脸相。结果，他找了他的朋友热里科，请热里科帮助把他在萨尔佩特里埃医院的十位精神病人的肖像画下来。

热里科本来就对精神病人的遭遇怀有深切的同情，他相信若尔热的工作将有助于精神病的研究，从而会直接帮助治疗精神病人，因而很乐意去完成这项工作，虽然当时他自己可能已经患上脊柱肿瘤，他仍旧愿意与若尔热合作，根据那时所采用的诊断分类，对精神病人进行了一系列的研究，阐明精神病的特征。可惜从 1821 年至 1824 年初，热里科只完成了《疯女》（*Madwoman*）、《躁狂症女人》（*Woman with Gambling Mania*）等五幅作品就于这年的 1 月 26 日去世了。但这五幅精神病人的肖像，对肖像主人公的思想与其面部表情之间的关系，刻画得异常的感人，不但在精神病学史上，就是艺术史上也有重要地位。《不列颠百科全书》在"热里科"这个条目中称颂这位天才画家"以同情、友善的态度"创作了这几幅肖像，来"探究异常状态下的精神表现，在艺术史上是罕见的"。权威的《剑桥艺术史导引》（*Cambridge Introduction to the History of Art*）更详细地介绍了热里科和若尔热两人这项工作的情况：

热里科在为友人艾蒂安·若尔热所作的组画中，表现出非凡的心理洞察力。若尔热医生是法国治疗精神病的先驱之一，为揭示一个人的思想与其面部表情之间的关系，他想把病人的脸相永久记录在案，作为他临床研究的一个方面。热里科受若尔热之托而作的绘画，是西方艺术史上心理肖像画中最动人的样品，它们同时又是浪漫主义激情的极出色的珍品，热里科的绘画为此做出了极大的努力。

为使肖像简单明晰，热里科把多种因素化减为最少数量的精华，集中发掘对象表情中最微妙的部分（如《疯女》《疯人》所示）。由于眼和嘴角周围部分最容易表现心理状态的变化，因此这些部位的特征是人类面部最有表现力的。热里科把握了这一事实，所以能把姿态、头部位置和色彩光线的运用完美地融为一体，最大限度地表现面部表情的广度和深度。

1800 年，一位叫詹姆斯·威廉·诺里斯（William Norris）的美国

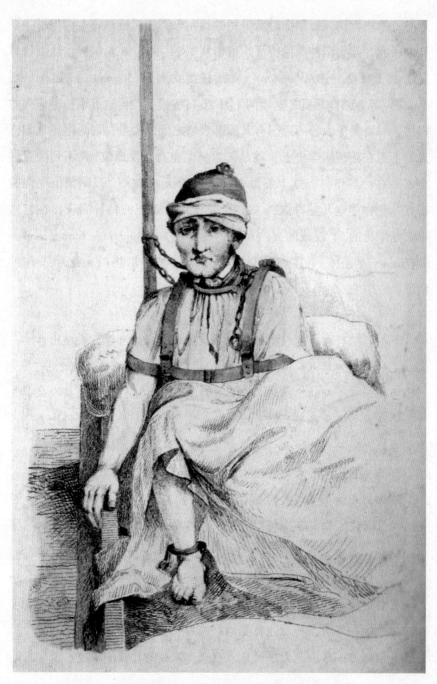

克鲁克香克画的《诺里斯在精神病院》(局部)

人被送进伦敦著名的贝德兰姆精神病院（Bedlem）。十多年里，他天天都以一点点稻草当作床来睡觉，还被用驾马的铁挽具来束住，将他锁在一条竖直的大铁柱上。

1814年，在先驱人物的感召下，一批又一批的改革家努力在为这些失去理性的人争取人道的对待时，发现了诺里斯作为一个疯人长期所遭受的境况，感到异常愤慨。他们站了出来，向公众揭露了这种不人道的状况，最后使诺里斯得以被释放；但因在贝德兰姆被传染了肺病，在出来后一年，即1815年，诺里斯病逝。

诺里斯的遭遇引起画家克鲁克香克和作家霍恩的注意。

乔治·克鲁克香克（George Cruikshank，1792—1878）童年时便帮助父亲作画，他父亲伊萨克·克鲁克香克是完全凭着自己的努力成为当时一位成功的漫画家的。随后，二十岁起，乔治开始为《鞭挞月刊》（*The Scourge*）作了五年的政治漫画，后十年则辛辣讽刺托利党和辉格党的政治，乃至他自己的友人和合作者霍恩所代表的激进派。从1820年起，克鲁克香克从事书籍插图，为查尔斯·狄更斯、亨利·菲尔丁等英国作家甚至米格尔·德·塞万提斯、雅科布和威廉·格林兄弟的作品作插图，数量多达近一千幅。克鲁克香克的朋友威廉·霍恩（William Hone，1780—1842）是英国的一位激进的新闻记者和讽刺作家，同时还是一个书商和报刊发行人，曾办过《旅游者》和《改良主义者记事》

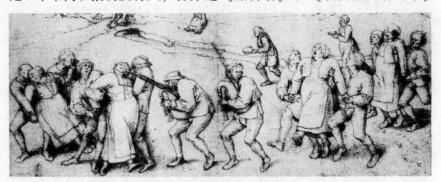

老布鲁盖尔1564年的画作描绘卷入歇斯底里舞蹈病的人群

185

两份表现他激进主义者立场的周报。

1814 年 3 月 2 日这天，霍恩记述说：

> 我坐在弗利特街（Fleet Street）的一家小咖啡店里，跟奥尔德曼·韦特曼邻桌，这时，插图画家乔治·克鲁克香克进来了。我们就像以往常有的那样谈了起来，谈起疯人院的问题，谈到对病人的虐待和残忍——
>
> 当时我提出要成立一个委员会对精神病院进行调查。
>
> 因此，我们自我授权去敲开一家家疯人院的大门。乔治·克鲁克香克画出了这样一幅画，我则为它写说明。

克鲁克香克以他亲眼目睹的事实，记录了威廉·诺里斯的这一悲惨处境。看得出来，他是含着眼泪在创作这幅作品的，此画曾多次在各展览会上展出，每次都深深打动观众，甚至使他们感到心惊胆寒。现在它已经被认为是一幅具有经典性的艺术品。

多年后，克鲁克香克对精神病人题材的兴趣仍然没有消失。在他 1823 年的作品中，人们还看到一幅表现抑郁症病人的绘画《蓝色的魔鬼》（*The Blue Devils*）。

第七章 天　才

大师、哲学家和疯癫病人

哪个家长不希望自己的孩子成为一个天才？甚至有些人也在暗暗地希望自己是个天才。但是 2005 年 12 月 28 日《参考消息》上译载的一篇原来发表在西班牙《趣味》杂志 12 月号上的长文，可能会使这些人大失所望。这篇题为《你有天才吗?》的文章最后写道：

> 成为天才并非一件幸运的事，有时甚至可以说是不幸。我们看到的天才似乎总是与近视、变态反应甚至某些自身免疫系统疾病相关联。除此之外，那些得到人们认可的天资聪颖的人也通常忍受着抑郁的折磨，他们大多孤独，且情绪容易波动。精神分裂症和癫痫等疾病也总围绕在这些天才周围……

文章写得十分通俗，但仍不失其理论的正确性和权威性，文中引用的一些当代著名学者的理论和研究成果让人无法对它的内容产生怀疑，尤其是天才和疾病，例如和精神病的关系。这虽然是学者的最新的看法，同时也是学者的最老的看法。

"天才与疯癫"的确是最古老的话题之一。

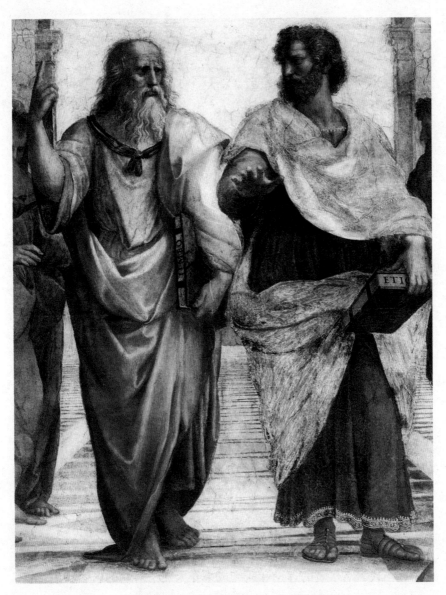

拉斐尔画的亚里士多德（右）和柏拉图

自古以来人们就相信天才绝对是"天赋"给予某一个人的，而不是任何人都能凭借辛勤刻苦、努力学习可以获得的；但同时也相信总是只给予那些具有生理缺陷的人，多数是精神病人。

　　早在公元前4世纪，西方集古代知识之大成的亚里士多德（Aristotle，前384—前322）就论述到天才和精神病的关系。在美学著作《诗学》中，亚里士多德声称："诗的艺术与其说是疯狂的人的事业，毋宁说是有天才的人的事业。"对此，书的中文译者注释说："一般校订者把这句话解作：'因此诗人要有天才，或者有几分疯狂。'"亚里士多德进一步说到诗人，"在他们躁狂症发作的时候，就是优秀的出色的诗人，而此病一旦治好，就再也写不出诗句了"。他举出例证，说"诗歌里、政治上和艺术中的许多杰出人物都是患有神经忧郁症的，又像（《伊利亚特》里的）埃阿斯是疯癫，或者像（《伊利亚特》里的）柏勒洛丰是极端的厌世者。甚至在现代，也可以在苏格拉底、恩培多克勒、柏拉图和许多别的人物身上看到这类特点"。

　　的确，古希腊哲学家柏拉图（Plato，约前428—前348/347）这位天才不仅在个性上如传记作者亨利·托马斯和黛娜·托马斯在写到他的时候说的，具有"对智慧的痴情"，对天才的认识，他也与亚里士多德持同样的看法。

　　柏拉图也相信精神病对于天才的意义，是"神灵的禀赋"。柏拉图在《斐德若篇》中谈到这方面的时候，选用的一个希腊文原文，一些译本译的是 delirium 或 mania，不列颠百科全书公司1980年出版的54卷本《西方巨著》（Great Books of the Western World）第7卷柏拉图卷的《对话录》里，把它译为 madness。因此，这个词的意思应该是带有精神病学术语意味的"谵妄""精神失常""躁狂症""疯狂""疯癫"等，朱光潜先生则译为"迷狂"。柏拉图说，有一种"迷狂"（自然该视为"疯癫"或"躁狂症"），是"由诗神凭符而来的"：

　　　　它凭符到一个温柔贞节的心灵，感发它，引它到兴高采烈神飞色舞的境界，流露于各种诗歌，颂赞古代英雄的丰功伟绩，垂为后世的教训。若是没有这种诗神的迷狂，无论谁去敲诗歌的门，他和他的作品都永远站在诗歌的门外，尽管他自己妄想单凭诗的艺术就可以成为一个诗人。他的神志清醒的诗遇到迷狂的诗就黯然无光了。（朱光潜译）

因此，柏拉图强调古代制定这个名词名字的人是"不把迷狂看成耻辱"，而"把迷狂看成一件美事，是由神灵感召的"。

到了近代，许多学者仍然坚信天才与精神病关系密切。

具有病理学、精神病学和犯罪学研究经历的意大利医生切萨雷·隆布罗索（Cesare Lombroso，1835—1909）在历史上的最大贡献是在犯罪学方面；他还认定天才和精神病的关系，"天才乃是精神错乱的一种表现形式"（Genius is one of the many forms of insanity）即是他有关这一认识最著名的论断。

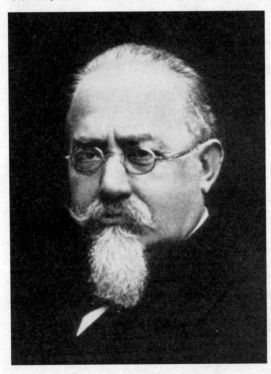

意大利精神病学家切萨雷·隆布罗索

有关天才和精神病的问题，隆布罗索做过很多的研究。1864 年，他在被任命为帕维亚大学精神病学教授之后发表的第一篇论文便是《天才和精神错乱》（Genio e Folliia）；随后在当年（也有说是等到 1877 年）就扩展成一部同名专著出版。隆布罗索这个问题的最重要的著作是他的那部厚达四百页的《天才论》(*The Man of Genius*)。此书通过文学、艺术和其他领域中数以百计的天才人物,不但考察了天才的特征,还研究了天才的成因,列述气象、气候、种族、遗传和疾病等各种因素对天才成长的影响。在《天才论》中,通过研究,隆布罗索归纳出"疯癫是天才人物的主要特征"这样一个论点。他是19世纪中最先检验天才与疯狂有联系的学者。

隆布罗索说:"事实是,不要说有众多的天才人物在他们一生的某个时期,都是妄想幻觉或精神错乱的人,或者像维科(意大利哲学家)那样伟大的一生都是在发疯的人,还有多少的大思想家,他们的一生都表明他们是偏执狂或妄想狂。"隆布罗索特别举了叔本华的例子,说他"向我们表现出是一个十足的疯癫的天才"。他说叔本华的妄想狂症状包括:"他总是住在底层,以防发生火灾;不放心让理发师为他理发;把金币藏到墨水瓶里,把信压在床单下。他害怕拿起剃刀,害怕不属他自己的杯子会传染某种疾病……"叔本华的一位传记作者证明说:"坚信'天才和疯狂相互为邻'的叔本华本人并不反对隆布罗索把他列入天才与疯癫者之列。"

作为一位大哲学家,德国的阿图尔·叔本华(Arthur Schopenhauer,1788—1860)并不是轻易就接受了隆布罗索的论断。这位《作为意志和表象的世界》作者本人就写过

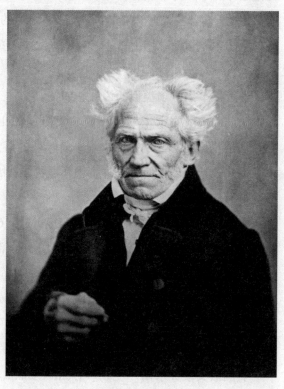

德国哲学家叔本华

《论天才》的论文。叔本华有关天才的论述，最值得注意的也是天才与疯癫的关系。

叔本华认为"天才与疯癫直接邻近的事实可由天才人物如卢梭、拜伦、阿尔菲耶里（18世纪意大利诗人）的传记得到证明"；同时他还以自己的亲身见闻为例，说"在经常参观疯人院时，我曾发现过个别的患者具有不可忽视的特殊禀赋，在他们的疯癫中可以明显地看到他们的天才……"他解释这种天才的发生，是由于天才人物本身的生理结构"异于常人的素质"。关于这点，具体地说，叔本华认为是天才人物因为"智力的异常剩余"，例如，若是一般的常人是由三分之一的智力和三分之二的意志所组成，那么天才则是由三分之二的智力和三分之一的意志所构成。在这种情况下，"智力忽然摆脱意志的羁绊而自由奔放"；但是这样一来，"人的智力每超出通常的限度，作为一种反常现象就已有疯癫的倾向了"。所以叔本华认为，"问题的症结"就在于"天才特有的意志和智力的分离"，才致使"天才与疯癫非常接近"。（石冲白译）

还可以举出许多类似的说法，如：

法国的大散文家米歇尔·德·蒙田（Michel de Montaigne，1533—1592）："塔索是意大利最明事理、最聪敏的诗人之一，作品剔透晶莹，古意盎然，长期来其他诗人都难望其项背，就因为他天才横溢，思想活跃，最后成了疯子。"

英国诗人约翰·德莱顿（John Dryden，1631—1700）："天才都和疯狂结下了不解之缘，两者之间很难画出一条清楚的界线。"

英国诗人亚历山大·蒲柏（Alexander Pope，1688—1744）："大智与疯癫，诚如亲与邻；隔墙如纸薄，莫将畛域分。"

法国哲学家德尼·狄德罗（Denis Diderot，1713—1784）："没有一个伟大的心灵不带一粒疯狂的种子。"

英国散文家查尔斯·兰姆（Charles Lamb，1775—1834）："除非发疯，别指望从想象中会体验到宏伟和蛮荒。"

法国女作家乔治·桑（George Sand，1804—1876）："天才和疯狂之间的距离还不到一根头发丝。"

西班牙裔的美国哲学家乔治·桑塔亚那（George Santayana，1863—1952）："极高的智慧必定是野性的……"

上述这些可以看作不同时代的天才人物的天才论。要证明这些理论，不难找到很多的例子。

2002 年起，随着好莱坞影片《美丽心灵》（*A Beautiful Mind*）的获奖，同名传记的出版，以及传主来北京参加第 22 届世界数学家大会并与大学生们见面，一个名字在中国广大的人群，尤其是青年中间传颂。他就是诺贝尔经济学奖获得者小约翰·福布斯·纳什（John Forbes Nash，1928—2015）。

这么受人注意怕不仅是因为他曾获诺贝尔奖，因为获诺贝尔奖者的人数至少也已经达到百位；另一个原因，可能更重要的原因是由于纳什是一个天才，同时又是一个精神病人。

生于美国的纳什，最初入宾夕法尼亚匹兹堡卡内基理工

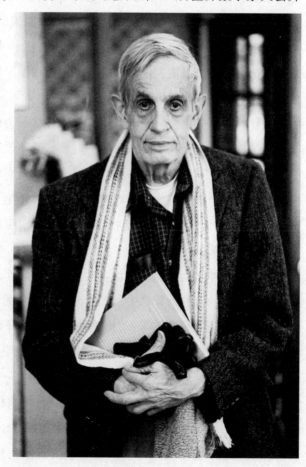

获诺贝尔奖的经济学家约翰·纳什

学院，获数学学士和硕士学位，两年后，即 1950 年获普林斯顿大学的博士学位，发表了有影响的博士论文《非合作对策》（*Non-cooperative Games*）。1951 年进麻省理工学院前后，他即显示出精神病的征兆，且一年年频繁发作，至三十岁时，成为妄想型的精神分裂症，以后的三十年里，他一直受着严重的幻象、幻听、思维和情绪错乱的困扰。1958 年秋，两个外国留学生与他一起散步时，见他突然自言自语地表示，迫切需要成立世界政府来保卫和平，因为世界和平受到威胁，等等。纳什还相信他所看见的许多东西，一个电话号码、一条红色领结、一只沿着人行道跑的狗、一个希伯来字母都具有一种隐藏的意义。1959 年冬的一个早上，他拿着一份《纽约时报》走进教工休息室，指着头版左上角一个角落的一篇报道，说里边暗含了居住在银河系的生物发出的密码信息，只有他一个人看得懂……

纳什长得十分英俊，平时态度有些傲慢，行为有点古怪，但极其聪明机智，也喜欢开玩笑。所以开始的时候，听他说这些时，人们总以为是在开玩笑，并不当真对待。直到后来，芝加哥大学数学系为他送去聘书，给了他一个很有地位的教职时，他却断然拒绝，说他要去当"南极洲皇帝"！这时大家才意识到纳什还有精神病，而且病得不轻。于是将他送进精神病医院。

纳什的精神病反复多次，也多次进出医院，至 20 世纪七八十年代，他仍然处于梦一般的情景之中，像个幽灵在大学的校园游荡，喜欢在黑板上乱写，还研究宗教文本，"但是他的名字却开始出现在从经济学课本、进化生物学论文、政治学专著到数学杂志的各个领域"，被公认的那场横扫经济学的博弈论革命，完全是由他和另一位经济学家的"基本数学定理所引发，别人的任何贡献都不能与他们相比"。（王尔山译）这就是纳什，西尔维亚·娜萨这部已经译成中文的传记《美丽心灵：诺贝尔奖获得者一生中的天才、疯狂、再度觉醒》中，就以"天才、疯狂、再度觉醒"三个阶段描写了这么"一个难以置信的人物、一个'美丽'的心灵以及可怕的精神错乱"，来揭示这位数学天才的"心灵之谜"。

尽管依照"优生学"创始人、英国科学家弗朗西斯·高尔顿（Sir Francis Galton，1822—1911）的看法，一百多万人中大约只有二百五十人的智力属于"优秀"，只有一人可算"杰出"，称得上天才的人物，却是少而又少。一般相信，一个世纪里只能出现几个天才，有些天才则要几个世纪才会出现一个。但是追溯历史的长河，可以统计出，天才人物也并非只有一个、两个，甚至可以说，几乎每个艺术或科学领域都有伟大的天才，而且都能发现其中的几个天才是精神病人，并不如有的学者所认为的，某些学科不会有天才。

奥地利作曲家沃尔夫冈·阿马德乌斯·莫扎特（Wolfgang Amadeus Mozart，1756—1791）三岁时便能辨认拨弦琴键上奏出的和弦，四岁能弹短小乐曲，五岁还会作曲；不到六岁，他就去巴伐利亚宫廷演奏，数月后又去维也纳，在奥地利帝国的皇宫以及贵族宅邸献演；就在这 1762 年的 10 月 13 日，莫扎德来到申布伦宫（Schönbrunn，亦译"美泉宫"）演奏，受到玛丽亚·特雷西亚女王的觐见。以后的创作活动表明他是一个所有作曲家中最高的全才。但莫扎特是一个循环性精神病患者（cyclothyme），只活到三十五岁。

以笔名钱拉·德·奈瓦尔（Gérard de Nerval，1808—1855）为人所知的诗人热拉·拉布吕尼（Gérard La-

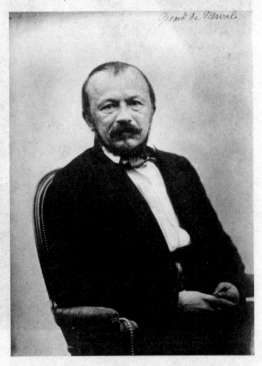

法国天才作家钱拉·德·奈瓦尔

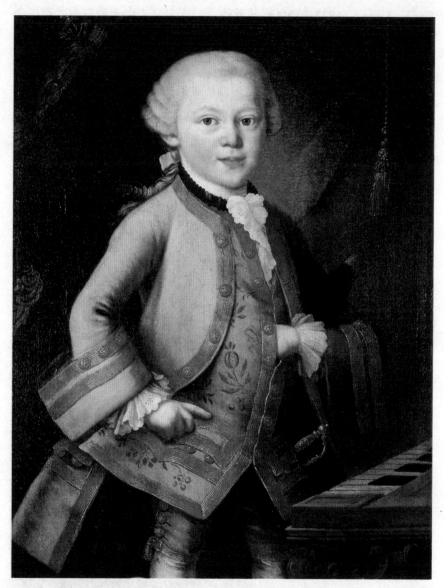

莫扎特从小就显示出是一个天才的作曲家

brunie）是法国最早的象征派和超现实主义先驱。1841年一天的日落之际，他在家里的阳台上，说突然看到一个幽灵，并听到有声音在召唤他。他马上迎了过去，于是跌倒在地，几乎死去。从这第一次精神病发作起，四十多年里，奈瓦尔至少八次被送进精神病院，但这段时期也正是他创作最旺盛的时期，他的主要作品，如小说《奥克塔薇娅》（1842）、《西尔薇娅》（1853）、《奥蕾莉娅》（1855），散文《东方之旅》（1851）、《十月之夜》（1853），诗歌《抒情诗和歌剧诗集》（1852—1853）、《幻象》（1854）等都是在发病的间歇期里写出来的。

德国的马丁·路德（Martin Luther，1483—1546）作为一位宗教改革和新教的创始人，对基督教和西方文化的传播都是一个关键人物。但是这位宗教天才一生都为精神病所困扰，在幻觉中，如他自己不止一次说的，相信"魔鬼多次攻击过我，几乎把我勒死！""有一百多个夜晚，我都全身布满冷汗……"并觉得自己很快就要堕入地狱，被汹涌的黑浪抓住，要把他投入黑暗。

英国数学家伊萨克·牛顿（Sir Issac Newton，1643—1727）堪称世上最伟大的科学家，但他从少年时代开始，直到去世，始终没有摆脱过躁狂抑郁症的症状。忧郁症使牛顿时而精神亢奋，时而萎靡忧郁。亢奋之时，他很少在深夜两三点钟以前睡觉，甚至常常六个星期，不分昼夜，都一直留在实验室里，却并不觉得饥饿，完全忘记了吃东西。忧郁症又使牛顿有时候一连十几分钟不说一句话，看上去好像是在做祷告一样。他的助手回忆说，在他与牛顿相处的五年时间里，他只听到他笑过一次。

例子还可以无尽止地举下去，即使将范围缩小到因患精神病而自杀的天才人物，从古希腊哲学家芝诺（Zeno）、克莱安西斯（Cleanthes）和狄奥尼索斯（Dionysus of Heraclea），到拉丁诗人卢克莱修（Lucretius）、古罗马诗人和修辞学家卢坎（Lucan），到英国文艺复兴运动的主要诗人和浪漫主义先驱托马斯·查特顿（Thomas Chatterton）、英国在印度政权的缔造者和军事家罗伯特·可莱武（Robert Clive）、法国国王路易十八的外科医师纪尧姆·迪皮特伦男爵（Baron Guillaume Dupuytren），还有现代的德国作家斯蒂芬·茨威格，美国作家杰克·伦敦，苏俄的谢尔盖·叶赛宁、弗拉基米尔·马雅科夫斯基、玛琳娜·茨维塔耶娃、符赛伏洛德·迦尔洵和日本作家有岛武郎、芥川龙之介、川端康成、山岛由纪夫……当然还有中国的大诗人屈原等，可以列出一长串名单。另外，如英国诗人威廉·柯珀（Willian Cowper，1731—1800）从学生时代起就开始出现精神病症状，曾企图自杀。被送进精神病院关了十八个月之后，仍旧时断时续，近于癫狂。后来越来越重，又多次自杀。法国诗人和作家弗朗索瓦·夏多勃里昂、阿尔方斯·拉马丁也好几次都几乎死于自杀。意大利王国的第一任首相卡米洛·加富尔（Camillo Benso Cavour）也曾两次自杀，只是被朋友救了过来。这些天才人物，其中不少还都是在他们事业最辉煌的时刻进行或企图进行自杀的。

这么多患精神病的天才人物，表明天才与精神病确是有一定的联系，这联系也许可以做这样的解释，即一个人的能力，或说是能量，其总量是一个大致不变的常素。人既然由肉体和精神组成，如果肉体上的能量消耗过多，必然会影响到精神能量；反之，精神方面的能量消耗过多，也会影响到肉体。高智商的天才人物，他那异乎寻常的敏感和自由奔放的想象力，需要消耗过多的总能量，使本来可以提供给肉体的能量大大减弱了，因此他们的肉体必然会虚弱甚至患病，尤其是主要支配智力方面的大脑，因而容易产生精神疾患。

当然，这并不是绝对的，"天才就是疯子"完全是一种夸张的说法，事实上并非天才一定都患精神病，历史上有大量精神正常的天才人物。这是无须多说的。

精神病人绘制的艺术

1987 年，伦敦克里斯蒂拍卖行在一次公开拍卖中，一位匿名者——实际上是日本的安田火灾海上保险公司，通过电话出价两千五百万英镑，购得了一幅绘画。这是有史以来艺术品卖出的最高价。同年，澳大利亚的亿万富翁艾伦·邦德以更高的价格，即五千三百九十万美元购得同一画家的另一幅作品。又一个日本客户，大昭和制纸公司名誉会长西户良卫则于1990年买下他的第三幅绘画，价格更高，大约八千二百五十万美元。这画的作者就是荷兰画家文森特·凡·高（Vincent van Gogh，1853—1890）。这里说的三幅绘画分别是他的《向日葵》《鸢尾花》和《加歇医生的画像》。他的其他作品，在近几年的拍卖中，价格也高得惊人：《蝴蝶花》，一亿五千三百九十万美元；《野花之宴》和《坦盖泰叶桥》，都是一亿二千二百万美元；《阿德里娜·巴芙》，一亿三千七百五十万美元。他的其他许多绘画也都被一些世界著名的博物馆所收藏：《吃土豆的人》——阿姆斯特丹凡·高博物馆，《邮递员鲁兰》——波士顿美术博物馆，《椅子和烟斗》——伦敦塔特画廊，《绿色谷物》——布拉格纳罗德尼画廊，《星夜》——纽约现代艺术博物馆……另外还有几位著名的私人艺术品收藏家，如芝加哥的雷·勃·勃洛克收藏有他的《耳朵包扎绷带的自画像》，这些作品都被认为属世界文化瑰宝。可是，能想到吗，这个作品创造出如此天价的画家竟是一个经常发作疯癫的精神病人。

凡·高生于尼德兰的津德尔特，是一位新教牧师的六个孩子中的长子。十六岁起进古皮尔画廊（Goupil Gallery）做一名店员，之后在古皮尔的海牙和伦敦分店、巴黎总店及多德雷赫特等处工作。1878年，为寄寓失望的心灵，还曾做过传教士；后来在一处矿区工作时，由于同情和支持穷苦矿工而被教会解职，结果导致自己陷入困顿。生活的贫穷和信念的破灭，使他心灰意冷，觉得唯一的出路也许就只有绘画了。由于精神病，他的艺术生涯很短，一般被认为在经历1873年至1885年的学艺、失败和改变方向的前期之后，于1886年至1890年后期获得飞速的进步，取得了极大的成功。

还在二十岁刚去伦敦不久时，凡·高就出现欣快症（euphoria），这

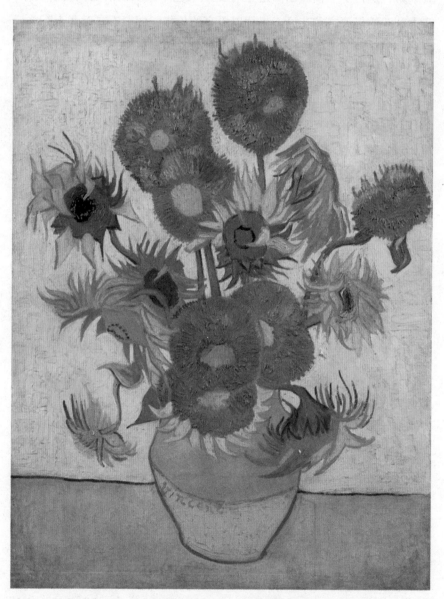

凡·高的画《向日葵》

是躁狂抑郁症的先兆，预示了潜伏精神病的发展。夏天，他爱上房东的女儿，但是她已经订婚，不能接受他的感情，使凡·高感到无比绝望，也加重了他原有的疾病。从此，抑郁症症状就一直控制着他，只不过有时发作，有时间歇，躁狂和抑郁交替出现；但越到后来越是严重。1888 年 2 月至 1889 年 5 月在法国东南部

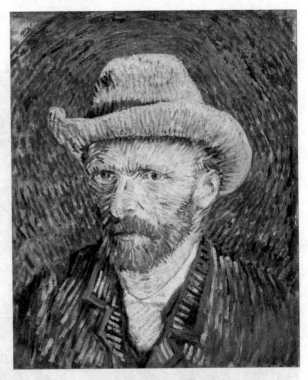

凡·高的自画像，作于 1887—1888 年

阿尔勒（Arles）的这段时期，凡·高有一次在给他姐妹的一封信中曾这样写到他的疾病：

> 我无法确切描述我的情况：我时时都明显是毫无缘由地发作恐怖的焦虑感，不然头脑里就觉得空虚和疲劳（这是缓减的抑郁症——引者）……而且常常陷入忧郁和自责之中……但我并不因为这自责和所有其他可能由微生物造成的神志不清而觉得害羞……每天我都服用无与伦比的狄更斯用过的防止自杀的药物，那是由一杯酒、一片面包加乳酪和一管烟草组成的。

到了最后，凡·高的情况就非常糟了。最近有学者提出，以往的传记说凡·高"齐根割下一只耳朵"，洗干净后，"装在信封里，送给一

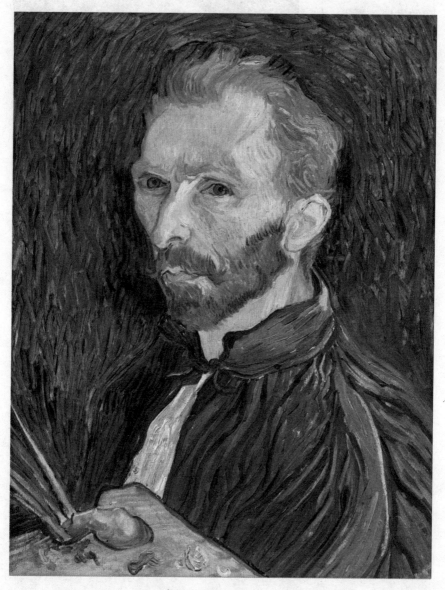

凡·高的自画像，作于 1889 年

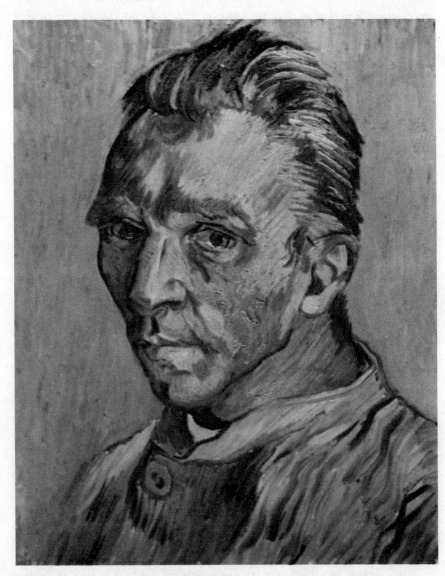

凡·高的自画像，作于 1889 年 9 月

个叫拉歇尔的妓女，说'这是我的礼物'……"实际上是不确切的。研究指出，这一说法的根据是高更的回忆；实际上是高更夺下凡·高拿在手中要杀他的刀，割下了凡·高的耳朵。不过这至少也说明凡·高在疯狂中想要杀与他争吵的高更。事实是，在1890年1月到5月这最后一个时期，由于凡·高精神病屡屡发作，阿尔勒的居民给市政当局写了信，要求将他监禁在精神病院，于是凡·高又再一次住进医院；到了5月8日，凡·高自知病体严重，甚至自愿进了圣·雷米（Saint Remy）疗养院。但是圣·雷米也帮不了他什么忙，他的病情不断恶化。经过他弟弟提奥（Theo）与医生多次磋商，最后决定将凡·高迁移到巴黎附近瓦兹河畔的欧韦（Auvers）小镇。就在这里，文森特·凡·高在这年的7月29日开枪结束了自己的生命。

凡·高作为一位天才的艺术家，他把创作看成自己生命的需要，认为创作是他生命的一个组成部分。在一封给提奥的信中，他这样表达了他的这种需要：

> 医院里那些可怜的不幸的人在闲散中过着单调的生活。这种闲散对人是有害的。

> ……我像傻瓜一样去请求医生允许我作画。作画似乎对我的健康十分重要。这几天我无所事事，不让我到安排我作为画室的屋子里去，这简直令人无法忍受。工作能使人的意志坚强起来，能够减少我精神上的软弱，这比什么都好，比什么都令人高兴。倘若能让我再次全力以赴地作画，那将是对我的疾病的最好治疗。

凡·高就这样，以一种由不健康的躯体所支撑的健康的心灵，进行他的艺术创作。艺术史家公认，是从1888年2月离开巴黎来到阿尔勒的时候起，开始了文森特·凡·高十二个月的伟大创作时期。就正是在

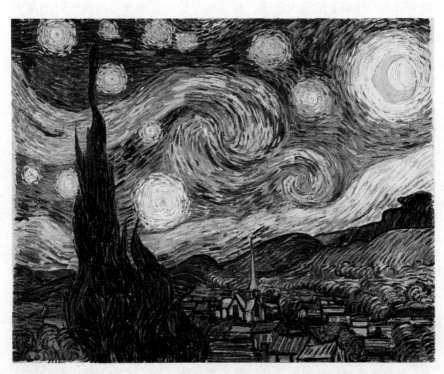

凡·高的《星夜》

这个时候，他画出了《吸烟斗的人》，一幅被认为是他"最辉煌的杰作之一"的画；另外如著名的《向日葵》和《罗纳河的星月之夜》《夜晚的咖啡店的露天街座》《麦田上空的乌鸦》以及最后的一幅《暴风雨的天空和麦田》等作品，都是他在患病和住院期间创作出来的。

作为画家的凡·高，从他创作的作品中，也明显可以看出他患有精神病的特点。常被提到的如他不同时期所作的自画像，就显示他由精神病所引起的风格上的重大改变，显示这位伟大艺术家走向疯狂时的竭力挣扎。他的其他一些作品，也同样表现出他的精神病的特征。如他的《鸢尾花》，专家认为，线条的交错就表现了他因疾病而产生的内心的烦躁；他的《橄榄树》，那弯曲的线条造成橄榄树正在进行斗争的感觉；而《阿尔卑斯山麓》则更强烈地表现了画家心灵的痛苦。特别是从 1889 年 6 月画的《星夜》（*Starry Night*）来看，意大利艺术史家利奥奈洛·文杜里分析说：凡·高作为一个精神病人，在他的眼中——

> 他所看见的夜空就是一个奇特的月亮、星星和幻想的彗星的景象；它所给人的感觉就是，陷入一片黄色和蓝色的旋涡之中的天空，仿佛已经变成一束反复游荡的光线的一种扩散，使得面对自然的奥秘而不禁战战兢兢的芸芸众生，顿时生起一股绝望的恐怖。

说起患精神病的画家，凡·高并不是第一个，不管在他以前，还是在他以后，绘画史上有许多许多与他一样患有此病的天才画家。

不但米开朗琪罗（Michelangelo）是精神病人，保罗·高更（Paul Gauguin）是精神病人，事实上那些富有天才、成就杰出的画家，都无不患有不同程度的精神病。这是因为一个人，也许可以依靠后天的勤奋和努力而成为一个"技巧精湛"的画家，但绝不可能凭借自己的意志而成为一个具有"原创性"的天才艺术家。天才的艺术品是无法学到的。除了历史上的一些之外，即以最近的 20 世纪来说，患精神病的现代著名画家也很多很多：加拿大艺术界著名的"七人团"（Group of Seven）成员、以描绘西海岸印第安人和该地风景而闻名的女画家埃米莉·卡尔（Emily Carr，1871—1945）是个精神病人，患有神经衰弱、疑病症、转变性歇斯底里和精神分裂症。作品对第二次世界大战后的抽象表现主义艺术产生过重大影响的美国画家马克·罗思科（Mark Rothko，1903—1970）也是一个精神病人，最后在发飙中以自己的手结束了自己的生命。名作家弗吉尼亚·伍尔芙的八个兄弟姐妹，七个都是精神病人，包括她的姐姐、"布卢姆斯伯里团体"的重要成员、著名英国女画家范尼莎·贝尔（Vannisa Bell，1879—1961）。还有 20 世纪初期英国著名的画家路易斯·韦恩（Louis Wain，1860—1939），也是一个精神病人。从韦恩五十七岁时开始，他的生活和艺术都表现出精神病迹象。他创作的这四猫图先后分别是他患病的早、中、晚期的作品，与他更早时候所画的猫大不相同。

绘画可以算是人类最古老的艺术了。考古学家证明，在人类尚未产生文字甚至还没有语言的时候，原始人就已经在洞穴里创作出了大量绘画——壁画，来表达自己对自然和宇宙的认识。它是人类最原始的表达方式。作为通过线条来传达主体的思想和情感的艺术形式，绘画的特点在于：不管主体有没有受过这方面的专业训练，都能将他内心意识和感情的冲突，甚至主体自己都没有

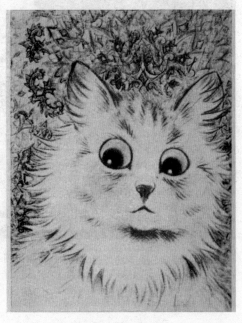

韦恩发病前画的猫

207

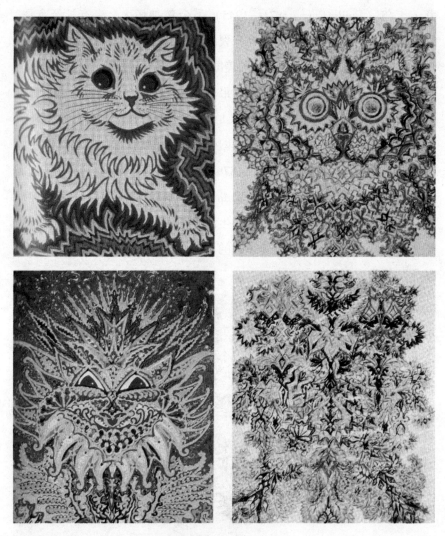

韦恩患病期间创作的猫

明确意识到的、非理性的潜意识活动，外射为视觉形象，在画布上表现出来。因此，精神病人也能进行绘画，甚至正因为精神病人的绘画往往是在失却理想的情景下画出来的，使他们的作品不同于一般画家的创作，而具有它独特的韵味和意义。无疑是基于这样的认识，一位叫普林茨霍恩（Prinzhorn）的医生 1922 年从欧洲各个精神病院收集了很多精神病人创作的油画、水彩和雕刻作品，出版了一部《精神病人的绘画艺术》（*Bildnerei der Geisteskranken*），呈现到精神病医生、艺术家和一般读者的面前，在群众中造成很大的震动，使他们对精神病与艺术创造之间的关系出现有一个完全意想不到的新认识。的确，精神病人的画作自有它不同于他人的鲜明特征。

幻觉是精神病人常有的症状。所谓幻觉，那是指对实际上并不存在的客体的知觉体验，包括幻听、幻视等。一般的人可以对客观存在的物体产生错误的知觉，却不能有意识地达到精神病人那样的幻觉体验。他们无法了解和想象精神病人所"听到"或"看到"的事物，但通过绘画，就能跨越这道难以逾越的鸿沟。

威廉·布莱克（William Blake，1757—1827）是英国的伟大诗人，也是优秀的画家，甚至很难说是他的诗影响大，还是画影响大。

布莱克从小就立志将来要成为一个画家。十岁那年获准离开普通小学，进一家绘画学校，做内衣经销商的父亲也愿意顺从他的意愿。但他觉得学绘画会给双亲带来过重的负担，不久便改而入版画家詹姆斯·巴西尔（James Basil）的工作室做一名学徒。在这里，他有机会为伦敦威斯敏斯特教堂里的一位政治家的墓碑做雕刻。威斯敏斯特教堂是英国女王伊丽莎白一世于 1560 年重建的，原来是一座隐修院。这座大教堂哥特式建筑的庄严的美，使布莱克深深受了感动。他勤奋研读《圣经》和约翰·洛克、弗朗西斯·培根的作品，并在 1778 年完成学徒的期限之后，进入皇家学院学习，开始全身心地投入版画的创作。此后，他于 1783 年将自己以前的诗作收集起来，以《诗的素描》为名出版；随后，

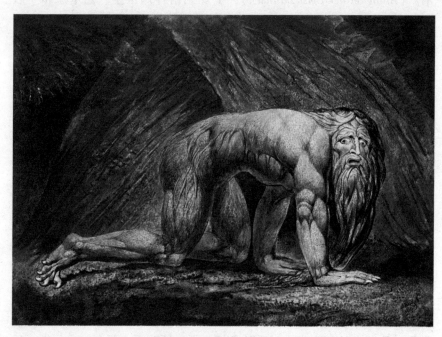

布莱克画的《尼布甲尼撒》

于 1784 年与人合开一家版画店，一面制作版画出售，一面继续写诗。在这一过程中，布莱克创造出了一种方法：他把他的诗和他的画同时刻在一块铜版上，有时再增加一些简单的装饰画，然后用翎羽笔或绘画笔着色，制成一种版本，用手在这蚀刻的铜版上压印，印出一册册诗集。还有，布莱克根据《圣经·旧约》中《约伯记》于 1812 年所作的二十幅插图不但是这位版画

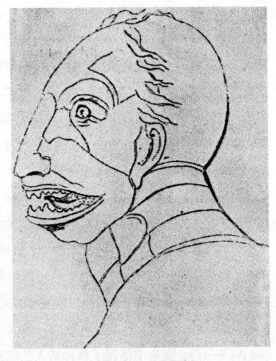

布莱克画的《跳蚤鬼》

家最为人知的作品，还被认为是他最优秀的甚至是"最伟大"的绘画作品。

　　但是这位天才的诗人—画家或画家—诗人也是一个精神病人。他的一幅版画《跳蚤鬼》（*Ghost of a Flea*）是根据他的幻觉而创作的作品，不少论及精神病或论及艺术的著作中都提到他的这幅作品。布莱克声言，说这个跳蚤鬼就在他自己的房间里，而且它还告诉他说，它的体内有吸血者的邪恶的灵魂。加利福尼亚大学荣誉教授詹姆斯·C. 科尔曼和明尼苏达大学的詹姆斯·N. 布彻、杜克大学的罗伯特·C. 卡森在他们出版于 1984 年的《变态心理学和现在生活》（*Abnormal Psychology and Modern Life*）中提到布莱克的这幅画时说："布莱克的许多诗作和绘画都证明了他患有精神分裂症。"

　　有位法国心理学家叫 G. H. 拉克（G. H. Laquet）的，他从心理学的

角度出发，把绘画分为"客观的现实主义"（objective realism）和"心灵的现实主义"（mental realism）两种。这是颇有道理的，因为像精神病人，在发病时，他的意识往往会与客体不相一致，使他心灵中的现实变成为非客观的现实。但这种"心灵的现实主义"正是精神病人绘画的最大特征。这一特征也出现于竭力希望摆脱自我束缚的一些现代艺术家，如超现实主义画家的作品上。因此，人们会发现许多精神病人的绘画，很像某些超现实主义艺术大师的作品。

海因里希·米勒（Heinrich Müller，1865—1930）原是瑞士的一位葡萄园主，作为一个业余发明家，他在自己的许多创造活动中，表现出他的聪明智慧和天生才赋。但是他是一个精神病人，在四十一岁那年被送进了精神病院。在病院里，他把时间都用在"实验"一些稀奇古怪的机器上，同时也画出一些素描、速写等绘画作品。他的这些绘画，非常明显地显示出他的心理紊乱的状态。如《飞人和蛇》（*The Fly-man and the Snake*），就集中体现了精神病人绘画比例不当、形体变形等主要特点。

由于精神病人的绘画是以心灵现实主义为主的创作，这就使人有可能从作品本身的色彩、线条和所画的内容上窥见病人当时的心境；对精神病医师来说，则可以借此进一步了解病人的心理活动，帮助他们揭开他们的患病情结。

奥地利心理学家西格蒙特·弗洛伊德（Sigmund Freud，1856—1939）所创立的所谓"心理分析"，它的基本原理是认为精神病是一种导致个人与周围世界失去接触的严重心理病症。每一种心理病症都代表着患者心理上的一场战争：一方面是他潜意识里的一些欲望或本能要求得到满足，另一方面是某些受外界压力影响的因素，如社会、传统、法律、舆论等压抑着这一要求。正是这种长期的压抑造成主体的心理创伤，也就是精神疾病。但是弗洛伊德和他的合作者约瑟夫·布洛伊尔发现："当我们能够使患者把它的引发事件清楚地回忆起来，并且能够引起其伴生的情感，而且患者尽可能详细地描述这种事件，又能将其伴发的情感用言语形容时，这一症状就立刻而且永久消失。"于是他们采用谈话和"自由联想"的方法，让病人最后将那些造成心理障碍的因素发泄出来。

与"心理分析"的通过谈话或思维联想一样，绘画也是表达情感的方式之一。绘画，音乐也一样，甚至对不能用语言确切表达其感受的人也不啻是一种很好的表达方式。分析心理学（analytic psychology）的创始人、瑞士心理学家卡尔·容（Carl Jung，1875—1961）很重视绘画对精神病人的积极作用。他强调："画出我们内心所视的和画出我们眼前所见的，是两种不同的艺术。"根据临床经验，容相信，以绘画作为表达潜意识经验的工具，要比语言更加直接，是对精神病人进行"心理治疗"的有效手段。容所说的这种更直接表达内心经验的手段，后来经过其他医学家和心理学家的系统化，已经发展成为"动力调整的艺术治疗"（dynamically oriented art therapy）方法。今天，绘画治疗已经和音乐治疗、戏剧治疗一起被众多正规的医师和医院所接受和应用，在西方，甚至兴起一种包括绘画治疗在内的"艺术治疗"的方法。如有报道说，"在美国盐湖城的许多医院里，护理人员都有责任鼓励病人拿起画笔，用绘画的方式表达他们的情感。"现在，"艺术治疗"的实施已经改变了以往对"治疗"这个词的定义，即治疗不仅仅是肉体上的，还包括思想上的和精神上的治疗。

在医生接触到的病人中，有一类被称为"自闭症"或"孤独症"（autism）的患者，这种病，权威的《不列颠百科全书》说，是"一种影响躯体、社交及语言技能的神经生物学性障碍"；另有专业书籍说是一种"早期身心失调症"。看来是一种精神病或者类似于精神疾患的病症。此病的患者大多是儿童，他们自我沉湎、极端孤独，对他人表现出的爱悦之情和身体接触均无动于衷，对声响、对疼痛也没有强烈的反应，甚至对明白无误的危险都不能认识。但他们极为敏感，经常拥有一两个保护得很好的特殊技能的"暗角"，如有惊人的数学技巧，有过目不忘的能力，或者对音乐、绘画有一种先天的技艺，等等，使人觉得是一个与众不同的天才。典型的例子中有一个叫娜嘉的女孩子。

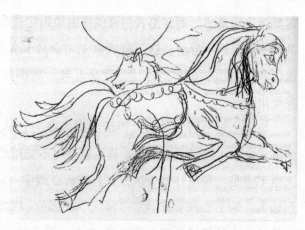

娜嘉三四岁时画的旋转木马

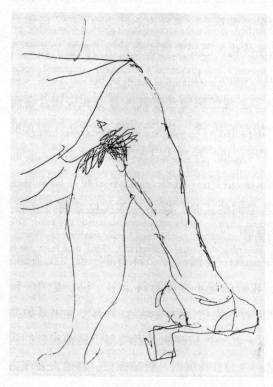

娜嘉画的素描

娜嘉，英语拼作Nadia，显然是俄罗斯或乌克兰一带的女子所常用的Натя。实际上她是一个乌克兰移民 1967 年生于英格兰的孩子。虽然她的两个同胞手足从各方面看都属于正常的儿童，娜嘉却明显表现出她非常态也就是变态的一面。她在九岁的时候就已经掌握了一些词，可就是这么几个贫乏的词汇，也很快就被她忘掉了。她对语言，既不能理解，也不会运用，实际上除了能发少数几个单词的音之外，像是一个处在只有一岁的正常儿童的发音阶段，甚至像一个不会说话的哑子。她的父母将她安置在一所专为智力迟钝的儿童办的学校，但在这所学校里，她似乎仍然得不到什么长进。于是，在她六岁半那年，她母亲带她去一家诊室就诊，在那里，她被诊断为患有"自闭症"。

像娜嘉这样的儿童，还有什么值得夸耀的吗？是的，有。这就是她的绘画天才。

在第一次带娜嘉去诊所时，她母亲给心理学家洛娜·塞尔夫（Lorna Selfe）看娜嘉用圆珠笔画的几幅画。见到这些画，不能不使人感到惊讶：娜嘉以流畅的轮廓线画出复杂的形体，如一匹马和骑手，一头驯鹿，一只鹈鹕，一双交叉的腿，极具自然主义的逼真性。她的这些作品甚至使人想起文艺复兴时期的艺术家们的素描。如她在五岁半那年画的骑者，就很像列奥纳多·达·芬奇为统治意大利近百年的斯福尔扎家族

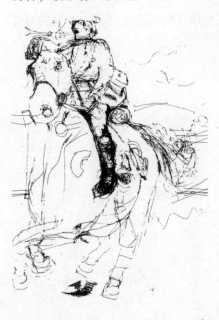 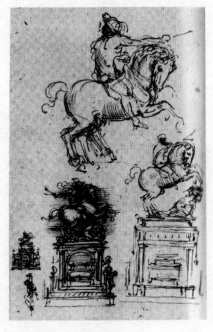

娜嘉的素描（左）可以与达·芬奇的素描媲美

（Sforza Family）的纪念碑所画的速写。更令人惊奇的是，研究娜嘉的作品，会发现她虽没有受过专业的训练，但在绘画的时候，却能按照透视法，正确地画出对象整体的各个部位；而且能当着证人的面，立即作画，不但画得非常快，还能在快速绘画中，将一条线拉长，与另一条线连接，正好在两线相交之点相接。此外，她在绘画时，根本不需临摹练习，直接开始，即能很好地画出来，第一次与后来画的同样的逼真，令人难以相信这是一个三岁到六岁的孩子在绘画。

洛娜·塞尔夫对娜嘉及其绘画做了深入的研究，写出了一部专著：《娜嘉：一个自闭症儿童的非凡的绘画才能》（Nadia: a case of extraordinary drawing ability in an autistic child），于1977年出版。但是不管是她，还是另外的医学家和心理学家，都不能对这种疾病的发生机理及其与某一方面的才能的关系，做出有说服力的解释。看来，自闭症病人的创造性也和其他天才精神病人一样，是一个难解的"谜"。

的确，天才与精神病的问题，需要研究的问题还很多，本书的写作仅仅是一个开始。

第八章 遗 补

要 事

"要事"主要是以记事的形式，记载医学上的而非泛文化的重要历史事件；个别的虽然在以往的章节中已经提到，但考虑历史的系统性，仍再次简略重提。

公元前

旧石器时代的人不能区别医学和巫术。人类学家发现公元前 8000 年的钻孔的头颅。研究者解释，这是一种外科手术，为的是让当时人们相信给进入病人体内使他患病的魔鬼开启一条离开的通路。这种程序今天在非洲的某些部落中还在施行。

从公元前 1795 到公元前 1750 年巴比伦第一王朝最著名的第六代国王汉谟拉比君主在位时发展起来的现存最全面、最完整的巴比伦法律汇编《汉谟拉比法典》中可以看出，两河流域美索不达米亚地区人们的观念，把精神病和任何其他疾病都归咎于精灵、神明和魔鬼。

公元前 800 年，诗人荷马（Homer）相信精神病的发生是由于神夺走了病人的心灵。有学者认为阿斯克勒庇俄斯原是荷马时代的一位著名医生，他总结出一些治病的方法。后来他就被尊为医药之神。

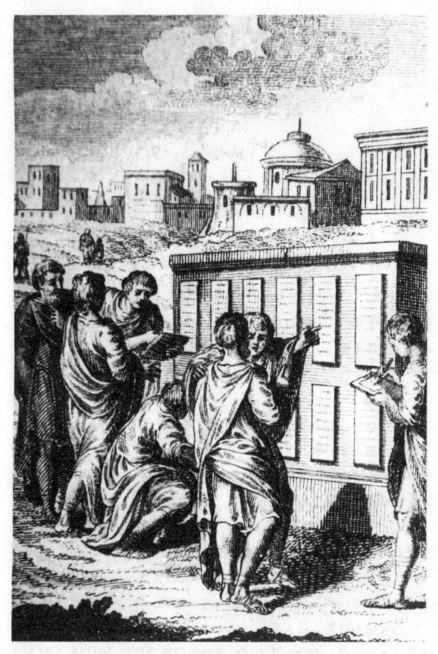

这幅画描绘古罗马平民争相阅读《十二铜表法》

公元前 500 年琐罗亚斯德教（Zoroasterianism）的经典《阿维斯塔》（*Avesta*），通称《波斯古经》，内容包括：宇宙起源的传说，法律和礼拜仪式，以及先知琐罗亚斯德（Zoroaster，前 628—前 551）的教导。其中的一卷名为《维尼达》（*Venidad*）的，描述了包括心智失常在内袭击人类的 99999 种疾病，说全都是魔鬼引起的，并写到如何以种种"信仰治疗"（spiritual healers）来对付。因此，《维尼达》又被称为"抗魔法典"（Law against Demons）。

希腊医生希波克拉底（Hipporates，前 460—前 377）以四种"体液"的理论来解释疾病的发生。在以他的名字署名的著作中，曾描述到躁狂症、恐惧症和偏执狂等多种精神病。

大约于公元前 451 年至公元前 450 年公布的第一部重要的罗马法律《十二铜表法》（*Law of the Twelve Table*）在法律上首次提到精神病人的事。该法律第 7 条说道："患有精神病的犯人或浪荡子无保护人者，可由他最亲密的人（家庭父辈中最亲近的男性亲人——原文如此）做保护人；若也没有，可由他人掌管其财产。"

阿斯克列皮阿德斯（Asclepiades，前 124—前 40）不同意希波克拉底的看法。他认为人的体内不平衡是由于心理的紊乱引起的，并说心理受干扰会影响情绪。阿斯克列皮阿德斯的另一个贡献是区分出急性心理疾患和慢性心理疾患，以及幻觉和妄想的不同。他最早用人道的态度对待精神病患者，将他们从黑屋中解放出来，并且用催眠药、音乐加以治疗，如让病人在"有节奏感的床"（Swinging bed）上睡。

公认的最伟大的罗马医学作家塞尔苏斯（Aulius Cornelius Celsus，前 25—50）相信可以将一种力能应用于疯癫病人，使他们产生突然的恐惧，以迫使精灵逃离人体。他的这种看法增强了以往既有的想法，即有些心理障碍是由于愤怒的神祇和精灵引起的。他的著作后来被用作解释"驱魔"和烧死巫女的证据。

1—2 世纪

古罗马医生阿雷提乌斯（Aretaeus of Cappadocia，约 81—约 138）

相信精神病是一种严重的心理障碍，他对以心情沮丧、极度苦恼、情绪低落，以及幻觉、疑惑、焦虑、惊惶、紧张所造成的跳跃式情绪为特点的忧郁症，有特别深入的研究，他有关此病的临床观察，被认为算得上是对此病的典型描述。

罗马医生加伦（Claudius Galen，131—200）曾任皇帝马可·奥勒利乌斯的御医。他虽然维护希波克拉底的体液理论，认为心理紊乱的原因是由于体液不调造成的，但他也提到，不能控制感情，或者感情控制不好，例如愤怒，也是会导致疯狂的。

希腊医生以弗所的索拉努斯（Soranus of Ephesus，活动期公元2世纪）大概是最早对精神病做过专门研究的医生。在预防和治疗精神病方面，他反对使用鸦片剂，主张要克制情感，鼓励病人阅读、娱乐和航海出游。

5—6 世纪

公元490年，一所医治精神病人的医院在耶路撒冷建起。大约500年，努尔西亚的圣本尼迪克（Saint Benedict of Nursia，约480—约547）创立隐修制度。他特别强调通过隐修院治疗精神病人。他的隐修院制度把每天主要分为三部分：祈祷礼拜五到六小时，劳动五小时，读经、读灵修数四小时。

据亚里士多德、索拉努斯等希腊哲学家的作品，拜占庭的宫廷御医阿米达的埃提乌斯（Aetius of Amida，527—565）于公元550年左右编出一部医学百科辞典，计十六册。在书里，埃提乌斯描述了三种精神病，并区别它们是由于大脑中不同部位引发的。

7—8 世纪

700年，阿拉伯世界在摩洛哥的非斯建起一家精神病医院；五年后，在巴格达也建了一家。开罗是在公元800年建造的。大马士革则迟至1270年才建起。他们医治精神病的方法是下棋、讲故事、听音乐等。

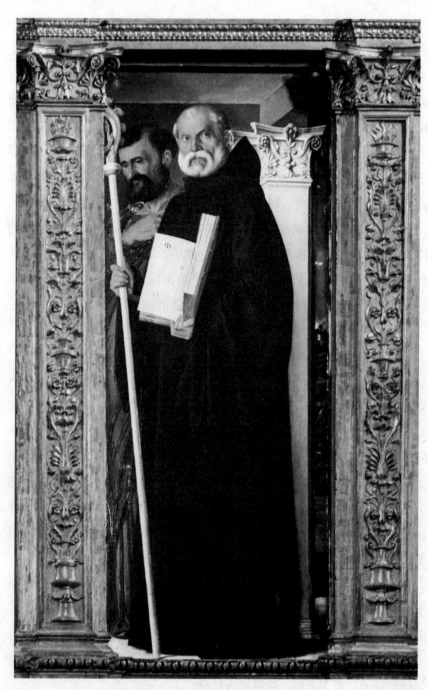

隐修制度的创始人努尔西亚的圣本尼迪克

13 世纪

英国的布拉克托的亨利，也叫布拉克通的亨利（Henry de Bracto, or Henry of Bracton），生卒年月不详，大约是生于约翰王（1166—1216）统治时期，卒年约在亨利三世国王被爱德华打败并杀死的前三年，即1265 年。他是一位著名的法学作家。他于 1259 年前写成的内容异常详尽的论著《法论》（*De Legibus*），于三百年之后的 1569 年才得以出版对开本，1604 年以四开本重印。在这部巨著中，布拉克托的亨利可能是最早坚持这个重要观点，即疯癫病人可以不对他的行为负责。

西班牙医生维朗诺瓦的阿诺德（Aenold of Villanova，约 1238—约1310）曾去巴黎研究医学，取得极大的成功，随后在意大利和德国行医数十年，他大约完成于 1275 的著作《医学实践》（*The Practice of Medicine*），对精神病的幻觉和癫痫病有比较详细的描述。

14—15 世纪

1400 年，英国的伯利恒医院开始接收精神病人。最初对疯癫病人是人道治疗的，但后来蜕变成为著名的所谓"蛇穴"（snake pit），并以Bedlem（贝德兰姆）而闻名，如今，Bedlem 已经成为"可怕的精神病院"的同义语，英语中的一个普通名词。

从 1408 年起，欧洲陆续建起专为治疗疯癫病人的病院，最先似乎全在西班牙，第一家是在巴伦西亚（Valencia，1408），随后是 1409 年在塞维利亚（Seville），1410 年在萨拉戈萨（Saragossa），1412 年在巴塞罗那（Barcelona），托莱多（Toledo）也在 1483 年建起。

1487 年，《巫女之锤》（*Malleus malefocarum*）德文本出版，欧洲数千精神病人和其他被认为惹麻烦的人以受魔鬼诱惑为由被烧死或绞死。第二年，即 1488 年，西班牙宗教裁判所开始活动。

15 世纪，伦敦、巴黎、新奥尔良各城市的警方都订出法规："一个危险的疯子，若无亲属，应被投入监狱。"

16 世纪

有记载，16 世纪在埃塞俄比亚曾用电鳗来对精神病人进行"驱魔"。

电鳗（Electrophorus electricus）是一种鱼类，却不是真正的鳗类，而与鲤形目的脂鲤类近缘。该动物尾部有发电器，来源于肌肉组织，并受神经支配，能随意发出电压高达六百五十伏的电流，麻痹鱼类等猎物。

1526 年，德裔瑞士医生帕拉切尔苏斯（Phillipus Paracelsus，1493—1541）公开大声否认"魔鬼附体"是疯癫病人的病因的说法，认为那是由于丧失理性的关系，他反对抓捕巫女；他断言，任何疾病，不论是肉体上的还是精神上的，都可以通过恰当的药物治愈。

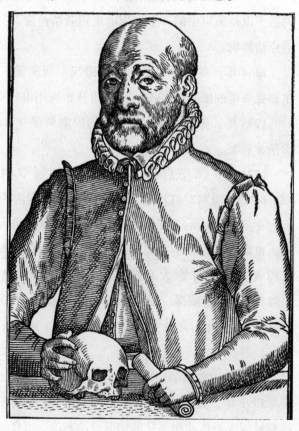

1563 年，荷兰的约翰·韦尔（Johann Weyer，1515—1588）出版《巫术的发现》（*De praestigiis daemonum*）一书，认为精神病往往是被医生们治出来的。韦尔以他亲眼目睹捕获"巫女"的事实指出，巫女不过是些穷人对感情失去控制，人是不可能变成巫女骑上扫帚在天空飞行的；倒是魔法、巫术、驱魔有时会引发精神病。

1566 年，新大陆的第一家精神病院

荷兰的约翰·韦尔正确指出《巫女之锤》的实质

223

在墨西哥城建起。

法国的味增爵，即圣樊尚－德保罗（St. Vincent de Paul，1581—1660）于1625年创立"辣匝禄会"，也就是"遣使会"（Congregation of the Mission；Lazarists，or Vincentians），从事探视、赈济和护理贫苦病员，主张以人道的态度医治和护理精神病人。

17—18 世纪

1656年，法国国王路易十三下谕建立总医院，疯癫病人与罪犯等人都被关在一起。不久，类似的机构迅速遍布全法国。

自从1755年，法国医生 J. B. 勒罗阿（J. B. Leroy）如果不是最早的话，也是最早中的一个，用电来刺激精神病人，使之引起痉挛感，来治疗精神病。

1764年，莫斯科为精神病人建起一所医院。两年后，英国的米德尔塞克斯郡的医院（Middlesex）也开始应用电疗。

1773年，美国在弗吉尼亚州的威廉斯堡（Williamsburg）建起第一所精神病院。

1774年，深受启蒙主义影响的托斯卡纳公爵利奥波德二世（Leopold II，1747—1792）在托斯卡纳大公国内为医治精神病人立法。

在皮内尔1787年在比塞特医院打开精神病人的锁链之后，另外一些人也跟着这么做了，先是亚伯拉罕·乔利（Abraham Joly，1787）在日内瓦，随后有意大利的文森佐·基亚鲁基（Vincenzio Chiarugi，1788）、纽约的威廉·图克（William Tuke，1796）、拜罗伊特（Bayreuth）的约翰·戈特弗里特·朗格曼（Johann Gottfried Langermann，1805）等。

1788年，美国第一部有关疯癫病人的法律在纽约产生。

1791年，宾夕法尼亚医院开始允许探视疯癫病人，减少以往那种把精神病人当作动物那样的侮辱性的态度。五年后，该院让疯癫病人搬离"笼子"，专为他们建立病房。

1795 年，英国医生约翰·哈斯拉姆（John Haslam，1764—1844）来到伯利恒医院，通过尸体解剖来检查精神病人的大脑，研究精神病与大脑的哪个部位有关。

1796 年，威廉·图克的康复院开张。

17 世纪和 18 世纪里，经常被用来医治精神病的方法有静脉放血、水蛭吸血；药物催吐、通便，刺激发疱、发热；以带刺的荨麻刺触皮肤引起感染；还有饥饿，让病人在椅子或床上每分钟摇晃四十至六十次，等等。

19 世纪

多萝西娅·迪克斯（1802—1887）的十分值得称道的工作，使无数精神病人的境况得到改善。

1803 年，德国的约翰·雷尔（Johann Reil）明确写道，精神病的问题是心理问题。

1805 年，德国创建精神病院体系。

1811 年，德国医生亚历山大·海因多夫（Alexander Haindorf，1784—1862）写出一本书，书中描述了精神病跟大脑的各个部位的关系。

1812 年，曾在大陆军中担任过军医的本杰明·拉什（Benjamin Rush，1746—1813）发表《对心灵疾病的医学研究和观察》（*Medical Inquiries and Observations upon the Diseases of the Mind*）。这是美国第一部精神病学专著。他的治疗方法包括鸦片、浓茶、大蒜、电击、十至十五分钟的淋浴和疲乏疗法。作为《独立宣言》的签署者之一和美国精神病学协会的领导人，在皮内尔揭开精神病人的锁链二十多年之后，他却主张用紧身衣、紧身椅来束缚精神病人，说这会起镇静剂的作用，因为"对人体有力地施加令人恐惧的行动，通过心灵的中介，可以用来治疗疯癫"。

英国议会于 1815 年调查精神病院里的可怕情况，包括威廉·诺里斯的被锁。

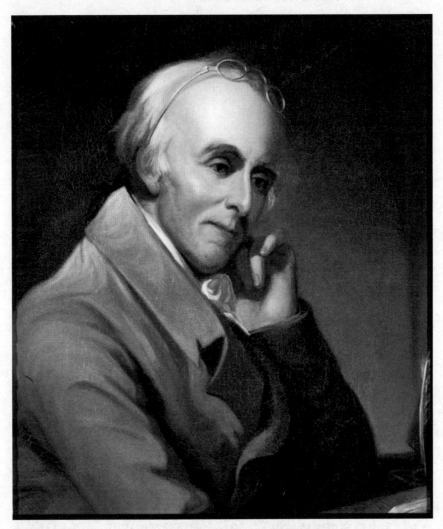

本杰明·拉什写了美国第一部精神病学专著

1817 年，埃斯基罗做有关精神病学的系列讲座。

1837 年左右，"精神病学"这一名词为德国人普遍所知晓。

1840 年，美国联邦政府在给精神病分类时，将疯癫包括在愚昧（Idiocy）之列；到了 1880 年，愚昧类共计有七种：躁狂症、忧郁症、腺热、麻痹性痴呆、精神错乱、间发性酒狂和癫痫。

1845 年，英国通过《精神病人法》（Lunatics Act），要求英格兰和威尔士各郡及其自治镇订立出医治疯癫病人的程序。两年后，五十二个郡中三十六个已有公立的精神病院。

1847 年，德国的精神病学和神经病学教授威廉·格列辛格（Wilhelm Griesinger，1817—1868）创建德国医学心理学协会。他强调，精神病始终都应被看作是脑细胞的活动梗塞或紊乱；他说，这可以从有些病人因大脑受损而行动反常的事例上得到证明。

1859 年，英国伦敦妇产科协会的外科大夫伊萨克·贝克·布朗（Issac Baker Brown，1812—1873）以切除阴蒂来治疗女性精神病人，有几个病例是切除阴唇。因为他认为是手淫引发疯癫，所以才采取这一程序。他所做手术的病人中包括一个十岁的白痴女孩子。

70 年代，法国临床教育家和现代神经病学创始人之一让-马丁·夏尔科（Jean-Martin Charcot，1825—1893）认为是卵巢受压才引发歇斯底里，于是通过切除卵巢来医治；有时也切除阴蒂。他的病人多数不是精神病院的病人，而是中产阶级女性。

1872 年，精神病院里的病人首次被允许写信不必经过检查寄出去。

安德鲁·温特（Andrew Wynter，？—1892）在出版于 1875 年（也有说是 1877 年）的《精神失常的边缘地带》（The Borderlands of Insanity）一书中描述了精神正常和精神异常之间的"边缘地带"，隐藏着"潜在的脑病"和"神经紊乱的因子"。后来，英国的莫蒂默·格兰维尔（Mortimer Granville Tollemache，1872—1950）把这地带分为"迷惑地带""恍惚地带"和"偏航地带"。

大约 1880 年，奥地利医生约瑟夫·布罗伊尔（Josef Breuer，

1842—1925）发现病人在催眠状态下回忆以往经历的创伤，往往会使精神病症状获得缓解和恢复。

1884 年，第一例大脑肿瘤摘除成功。

1891 年，哥特里布·布克哈特（Dr. Gottlieb Burckhard）任瑞士一家医院的院长，他认为精神紊乱是由于大脑，尤其是大脑皮层的紊乱。他对六例病人做了手术，一例死亡，其他几例仍有精神紊乱征象。

20 世纪

1900 年，爱沙尼亚的外科医生路多维库·普塞普（Lodivicu Puusepp）设法切断病人与前脑叶相通的神经通道来治疗精神病。

1907 年，美国印第安那州立法给精神病人和犯罪的疯子绝育。这是美国第一次颁布强制性的绝育法律，强制已被确认的罪犯、白痴、弱智者和强奸犯绝育。在随后的十年里，另外有十五个州也通过类似的法律；1907 年至 1928 年间，二十一个州通过优生绝育法律，大约有八千五百人绝育。

1918 年第一次世界大战即将结束时，德国精神病院里差不多有一半病人，至少五万人被饿死或因其他疾病而死。40 年代中，法国差不多有四万精神病人饿死。

20 年代和 30 年代，精神病人和弱智者的绝育在美国和欧洲已经很是普遍。

1922 年，一家叫圣伊丽莎白的医院用"发热疗法"（fever therapy），通常是让病人染上疟疾，来试图治疗精神病。

1935 年，美国籍法国外科医生、1912 年诺贝尔生理学或医学奖获得者阿利克西斯·法雷尔（Alexis Farrel, 1873—1944）出版《人的奥秘》（*Man, the Unknown*, 1935; *La Homme, cet inconnu*, 1936），鼓吹以安乐死的方式杀尽"精神病人和罪犯"。

1935 年，葡萄牙里斯本大学医学院的外科医生埃加斯·莫尼兹（Antonio Egas Moniz）为一位女精神病人的头颅钻了两个洞，直接注入酒精；后又给六名精神病人做这样的手术。对第八名病人，就设法阻断神经。在这样做了二十个手术之后，他就进行所谓的"脑白质切除术"（lobotomy）。莫尼兹因这一工作获 1949 年诺贝尔生理学或医学奖。一年后，两位美国医生华尔特·弗里曼（Walter Freeman）和詹姆斯·瓦茨（James Watts）也在美国开展这种"脑白质切除术"来治疗精神病。

1942 年，美国精神病学家实验以体温过低的"冷却疗法"（refrigeration therapy）来医治精神病。让十六个人在柜子里的床垫上，盖有温度低至华氏 81.8 度的被单，躺一百二十个小时。这实验早于纽伦堡审判时提到的纳粹德国医生的实验。

40 年代，电休克疗法相当广泛地用于精神病人。

英国的主要医学杂志《柳叶刀》发表论文《疯癫病人绝育在美国》，披露根据美国医学协会杂志的讯息，1941 年至 1943 年间，美国约有四万二千例疯癫病人绝育。

1946 年，中枢兴奋剂苯丙胺，即安非他明被推荐用作治疗精神分裂。到 1950 年，美国的制药公司每天生产安非他明多达一千万片。

1949 年，开始用碳酸锂来医治躁狂忧郁型精神病。

50 年代，美国马萨诸塞州的威廉·弗里曼（William Freeman）共做了四千多例"脑白质切除术"；到 1951 年，全美国做了一万八千六百零一例；1944 年至 1960 年北美大约做了十万例；日本和印度做了一万例。

1950 年，电惊厥法（ECT, electric convulsive therapy, 又译电抽搐治疗）在纽约连续二十天用于一例十三岁的男孩。

电惊厥法，即休克疗法（shock therapy）最初为意大利医生乌戈·塞莱蒂（Ugo Cerletti）和卢西欧·比尼（Lucio Bini）在 1938 年倡用于罗马，用来治疗以严重抑郁为主要症状的疾病，对躁狂抑郁性精神病和各种抑郁症尤其有效。1942 年，比尼建议此法可以在一天内施行多次。1947 年有报道，曾用此法于一个四岁的孩子。1965 年，美国三百九十五家全科医院的精神病病房中，91% 都使用 ECT。1970 年，越南的公立医院几乎全都用上 ECT，且不施行麻醉。据《ABC 今日晚新闻》（*ABC World News Tonight*）报道，仅 1986 年，就有四千人在纽约的格雷西精神病院接受这种休克疗法。

近年常用的治疗精神病的方法有：

药物治疗：自从发现氯丙嗪可做抗精神病药物以来，至今，所生产的抗精神病药物已经超过一百五十种。目前，根据病情的不同，以及属于急性期治疗还是维持治疗，常用的有二三十种。

心理治疗常用的有：1. 依照弗洛伊德理论的"心理分析"（psychonalysis）；2. 帮助患者消除或建立某些行为来达到治疗目的的"行为疗法"（behavior therapy）；3. 通过改变病人的不良认知来矫正其不良情绪和行为的"认知疗法"（cognitive therapy）。

电惊厥法：以适量的电流刺激中枢神经系统，引起患者意识的短暂丧失，来达到治疗的目的。

其他治疗：包括中医的药物治疗、针灸治疗，组织患者参加生产劳动、适当工作和文娱活动的"工娱治疗"，胰岛素治疗和外科的手术治疗等。

这些均属专业应用技术，一般精神病学书籍中都有详细介绍。

逸　　事

这里说的，尽管都跟精神病有关，却大多没有载入精神病的历史，这些尽管是属于野史性质，但绝不是胡说，而是全有确凿的根据，可以作为精神病史的补充，也可作为饭余酒后的谈资。

圣徒吉尔的戴福拉

公元 1247 年，吉尔的戴福拉（St. Dymphora of Gheel）被迫认为圣徒。戴福拉是爱尔兰一位叫戴蒙（Damon）的异教徒酋长的女儿。她母亲信基督教，教导她要爱上帝。不幸的是，她母亲在她十四岁那年去世了。

戴蒙和戴福拉都为这突然的死而感到无比的悲伤，父亲的痛苦竟使他生了精神病。他决定另外找一个同样漂亮、同样善良的女人来做他的第二个妻子。于是他派士兵去全国各地寻觅，但还是找不到一个合乎这一要求的女人。

后来，戴蒙想到，在爱尔兰，可以做他妻子的漂亮又善良的女人只有一个，就是他们的女儿戴福拉！在疯癫的状态中，他决定要跟戴福拉结婚。当然，戴福拉说："不行。"当戴蒙仍旧坚持要这样做时，戴福拉就穿洋过海去了比利时，寻求一位年老的神父圣盖尔布兰（Saint Gerebran）的帮助。

为寻找他女儿和神父，戴蒙找遍了比利时乡间。他决心一定要找到他们。最后，他发现他们在一个叫吉尔（Gheel）的小镇，再次要求戴福拉与他一起回爱尔兰做他的妻子，遭到戴福拉的拒绝。疯狂中，戴蒙杀了她和圣盖尔布兰。

圣盖尔布兰被杀的地方成为一处圣地，并迅速以医治精神病和驱魔有奇效而闻名。1247年，戴福拉被册封为圣徒，她的遗物据说治疗了许多人的疯癫和癫痫病。

罗耀拉发疯成圣人

圣依纳爵·罗耀拉（Saint Ignatius of Loyola，1491—1556）是西班牙的一位神学家。他的天性使他在读13世纪热那亚大主教沃拉吉纳的雅各著的《圣徒传》时就入了神，直至神魂颠倒，不能自拔。随后，在他做了圣母骑士为圣母做彻夜式时更加入迷。他曾向人们宣称自己的真切感受，说当时圣母真的对他显了圣，接受了他这彻夜的守卫仪式，甚至多次来到他面前，并为他引来她的儿子。但这也使他遭到与神作对的魔鬼捣乱，魔鬼打碎他的窗玻璃，直到他画十字将它驱逐。罗耀拉的家人相信他无疑是生了精神病，并希望用饮食制度来调理和治疗。但他逃得不知去向。后来他决定去圣地伯利恒朝圣，一路上越走越疯狂，总

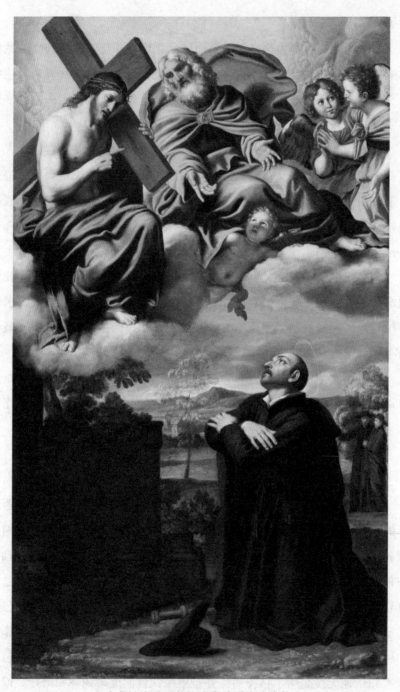

画家描绘罗耀拉恍惚中看到天赋基督

是神情恍惚，说自己经常见到圣母和耶稣，等等。但是罗耀拉的这种病态的精神状态却被人相信他已经是非同一般的常人了，最后他终于成为耶稣会的创始人。

这就如法国思想家伏尔泰所说的："您想要荣获一个伟大姓名，做个创始人、缔造者之类的人物吗？那么您就得要完全疯狂，但是又要发的是一种适合于您的时代的疯狂。您还要在您的疯狂中具有一种能够用以指挥您的那些怪诞言行的理性基础，而且还要十分顽强。也许您会被人绞死；但是，您若是没有上绞架，可能就被人奉若神明了。"

"月亮疯"

瑞士的伟大化学家和医生帕拉塞尔苏斯（Paracelsus，1493—1541）总结自古以来关于外在大宇宙与人体小宇宙关系的信念，相信"满月之时，精神错乱的人数就会增加"。这也是文艺复兴时期的普遍信念，以致产生一种所谓"月亮疯"（lunatisme）的专门名词；甚至产生一些与罗马神话中"月神"或"月亮"（Luna）有关的词，都带有疯狂的意思。

在威廉·莎士比亚的剧作《温莎的风流娘儿们》第四幕第二场中，威尔士籍牧师爱文斯师傅有一句台词："哎哟，这简直是发疯！像疯狗一样发疯！"（Why, this is lunatics! this is mad as a mad dog!）那"发疯"一词就是"lunatics"。这个 lunatics 如今已经用作"精神错乱者""疯子""狂人""严重精神病患者"的普通名词。

17 世纪，在对"月亮是否主宰人体"问题经过一场长时间的讨论之后，法国医学科学院做了否定的回答。但是随后，又相信月亮影响着躁狂的激奋阶段；到 18 世纪末，就更坚信了。1792 年巴黎出版的一本书《疯狂的哲学》宣称月亮的运转对神经纤维敏感的人具有强烈的作用，"因为疯狂绝对是神经性疾病，因此疯人的脑子，一定也会无限敏感于大气的影响，而大气密度又和月亮与地球间的相对位置有关。"

"月亮疯"的观念今天还有人相信。德国《快捷》画刊 1991 年第 41 期的文章《人在满月时为什么那么容易晕头转向》报道了德国科隆

233

的交通安全专家克劳斯·恩格斯的研究，认为每当满月之时，街道上的交通事故比平时多得多。因为每二十九天一次的满月，持续时间是十二个小时四十四分钟。这就打乱了人的正常的生物钟，因此会使人容易晕头转向和精神失常，产生一种所谓"非正常的精神错乱"。

在"摇摆椅"上治病

荷兰医生赫尔曼·布尔哈夫（Hermann Boerhaave，1668—1738）是一位医学教授，还是荷兰第一位著名临床医学教师。他使用冰水、通便和放血等法来治病；他还发明出一种"摇晃椅"（spinning chair）作为治病器械。这方法后来为进化论的创始人查尔斯·达尔文的祖父，埃拉斯默斯·达尔文（Erasmus Darwin，1731—1802）所沿用。

埃拉斯默斯·达尔文是英国的著名医师，曾受到国王乔治三世之召，希望做他的私人医生，但被埃拉斯默斯·达尔文拒绝。

埃拉斯默斯·达尔文相信疾病的发生是情绪紊乱造成的，觉得让病人坐进"摇晃椅"，在不断的摇晃中，直至嘴巴、鼻子、耳朵渐渐渗出血来，有助于此病的康复。

布尔哈夫的学生们都学老师的样，应用摇晃椅治病，特别是医治精神病。随后，摇晃椅一度不再被应用。但从1787年，又为一位叫斯迈思（Smythe）的医生再度使用。以后还被应用多年。

"阿韦龙野男孩"

法国医师让·伊塔尔（Jean-Marc Gaspard Itard，1775—1838）在大革命爆发后曾在拿破仑的私人医生拉雷男爵（Baron Dominique-Jean Larrey）部下任军医。1800年前后，他开始研究感觉障碍的问题，以及训练、教育患精神病的弱智者。最著名的是训练"阿韦龙野男孩"。

这个所谓的"阿韦龙野男孩"（Wild Boy of Aveyron）是法国南部比利牛斯山区阿韦龙省圣塞尔南小镇（Saint-Sernin）的几个猎人在大森林中发现的。当时他大约十一岁，全身赤裸，不会说话，肮脏下流、野性十足，让许多人觉得他一定是野兽抚养大的"野孩子"。经专家检查，认为这孩子是一个"十足的白痴，无法医治的精神病病例"。但是伊塔尔希望来教育和训练这个孩子。他说，他很喜欢这项工作，就把这孩子带到巴黎他和同事们所待的聋哑研究所（Institute for Deaf Mutes）来训练，结果并没有取得可喜的成绩。

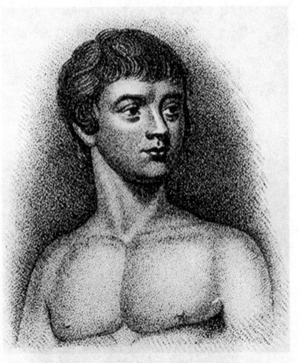

"阿韦龙野男孩"，1800 年

"伟大的发现的旅行"

海因里希·克莱斯特（Heinrich von Kleist，1777—1811）被认为是第一个伟大的德国剧作家。但这个身心洋溢着浪漫主义情绪的人，像他的同类作家一样，感情非常脆弱，常常到了精神病态的地步。

克莱斯特很早就对理性感到失望，而将希望寄托在情感上。但两者之间的冲突始终未能解决。后来又因对自己的一生感到失望，尤其是因不为同时代人特别是歌德所赏识，觉得异常痛苦。正在这时，1811 年，经他的朋友、哲学家亚当·米勒的介绍，他认识了一位已婚的社交女性福格尔夫人亨里埃特·福格尔（Henriette Vogel）。

像克莱斯特一样，福格尔夫人也是一个富有才华的人，也像他一样有火热的情感。两人很快就相爱了。克莱斯特称呼她为"我的小耶特"

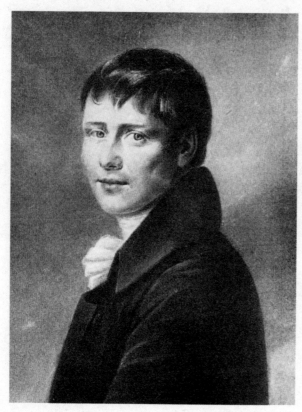
伟大的德国剧作家海因里希·克莱斯特

"我的小天使""我生命的太阳";她回应他是"我的维特""我的塔索""我的护卫"。但这种过于强烈的爱情,使两人的理智都受到了损害,两人成为忧郁症的牺牲者。福格尔夫人本来就患卵巢癌,且已到晚期。双重的病患使她在这年的9月向她所爱的人提出,说他曾答应过她,不论什么时候,只要要求他,他都会尽最大的友情为她效劳。克莱斯特回答说,他随时准备实现他的诺言。于是她说:"那么,杀掉我吧。我太痛苦了,再也活不下去了……当然,你是做不到的……"

于是,克莱斯特烧毁他所有留存的作品,包括一部少数人读过后觉得异常惊奇的自传体"小说"《我的灵魂史》,随后就踏上他最后的旅程。

11月20日,克莱斯特和亨里埃特一同驱车前往波茨坦附近万塞湖(The Wannsee)湖畔的一家小旅店去度蜜月。他们整天打趣逗乐,很有兴致,一直等到下午,两人一起走到湖畔的一个僻静处,三十四岁的克莱斯特以准确无误的两枪,先射穿了情人的左胸,然后射中自己的口腔。这位浪漫主义的天才和他的同样富有浪漫气质的女人事先就给米勒的妻子写好信，说在这样的时刻仅是给她而不给其他人写信，是因为在他俩"千百次快乐的时刻，都要想起"她，而且想象"如果你看见我们一起在这绿房间或红房间里，你一定会满怀好意地发笑"。并声称，他们"竟然相爱到这样亲密，最好的证明就是我们现在正准备一起死去"，现在，"我们的灵魂像两个飘飘欲仙的航空家""展开肩头的长翼在阳光里翱翔""去做伟大的发现的旅行……"

"善意的哄骗"

法国的布朗希大夫（Esprit Blanche，1796—1852）开了一家精神病诊所。它虽然在精神病学的历史上并不十分著名，却因与许多名人有关，而广为人所知。在这里，诗人阿尔弗莱德·德·维尼、作曲家埃克托·柏辽兹、作家大仲马、画家埃德加·德加等曾来友好访问，而画家夏尔·古诺和作家居伊·德·莫泊桑等作为病人在这里入住。

对精神病的"治疗"，自古以来就有"驱魔"、鞭笞，还用种种办法摧残他的肉体，训斥、欺骗也常使用。埃斯普里·布朗希大夫的治疗基本上是人性化的。但他认为"善意的哄骗"对病人还是有利的。

一次，送进来一个病人。他自称是拿破仑的儿子，表现得异常的烦躁，工作人员好容易才给他穿上"紧身衣"。这样强制性的做法显然不是好办法。于是一位医生来了。他巧妙地问病人的身份。他回答说自己是"皇帝的儿子"。于是，医生就顺着他的话说："我以前就是您父王的御医。"这一下似乎就获得了病人的信任。随后，他要病人说出他的病况，说自己定会使他满意。病人回答说，他骑马奔跑了二十五里路。因此医生就说：您可知道，您的父王陛下也常骑马跑这么多路，但他却从来不会不去洗澡。病人听他这么一说，几乎是主动要去洗澡了。医生立刻紧接着抓住病人手臂说："陛下的脉搏过快，放点血比较好，但若是在臂上放，会影响您签署政令，要在脖子的一根小血管上。"病人同意了。

据说，经这样治疗，病人的病体得到了改善。

路德维希国王的最后一天

巴伐利亚国王马克西米连二世的长子路德维希二世（Ludwig Ⅱ，1845—1886）作为一个国王，实在不太相配。

路德维希是在父亲去世的 1864 年、学业未成之时就继承王位的。继位后，他只是间断地关心国事，越来越病态地过隐居生活，而专心于个人的爱好。

还在十三岁时，路德维希就对音乐家理夏尔·瓦格纳的神话题材的歌剧产生浓厚的兴趣；后来就成为瓦格纳的保护人。一份材料说，他继承王位之后的第一件事便是将瓦格纳召到慕尼黑，使这位音乐家"被他的馈赠所淹没"，虽然他不懂音乐，只是热衷于舞台上的幻想。

浪漫主义的幻想是可怕的，何况带着病态。1866 年 6 月 10 日，一个医务小组宣布国王精神错乱，由国王的叔父卢伊特波尔特亲王（Prince Luitpold）摄政。12 日，国王被幽禁在施塔恩贝格湖（Lake Starberg）旁的贝格堡（Castle Berg）。住处四周布置了守卫，防止他逃跑。

13 日晨，路德维希像往日那样，很早就起来了。但一位看管他的人要他再去睡。当太阳升起后，他不被允许与任何人说话。十一时左右，应国王的要求，古登医生（Dr. Gudden）陪他去城堡四周散步，后面跟了两个监视他的随从。回来后，医生被国王提出的许多问题缠得疲惫不堪；两个侍从也被他的问题所困扰，其中一个巧妙的提问是：为什么城堡四周和他们所到之处都有警卫？

吃过一大顿中餐之后，大约四点三十分，路德维希又要吃很多肉，医生试图劝止不行，只好同意。吃肉时他又喝了大量的饮料。六时才过，整天时下时停的雨刚止，国王又要医生再陪他去散步。医生勉强同意，他想这是国王的习惯，便没有让侍从跟随，两人离开了。本来，古登医生曾吩咐要在八点钟吃饭，可是到八点，两人都没有回来。人们认为定是在躲雨，而没有想得更多。但是到了九点，仍旧没有他们的音

238

讯，于是人们开始担心了。天很黑，雨又下得很大，人们便带着火把和灯到处去找。直到十点，有人在黑暗中注意到有什么东西漂在水面上。那是国王的短上衣和长大衣。半个小时后，路德维希国王的尸体被发现，脸朝下浮在离岸大约二十公尺的浅滩上；几分钟后古登医生的尸体也被发现在国王旁边。路德维希的表停在六点五十四分上，医生的表停在八点上。

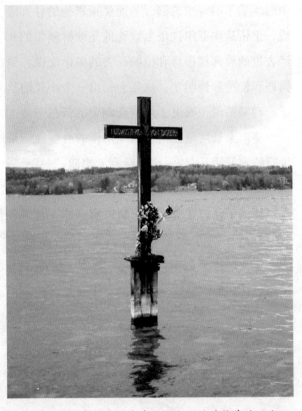

湖上竖起十字架是纪念在这里发现路德维希的尸体

国王的死被认为系投水自杀。

莫泊桑的病

法国最伟大的短篇小说家居伊·德·莫泊桑（Guy de Maupassaunt, 1850—1893）外表结实、健康，像个运动员，但是他是一个有精神障碍的人，尤其到了晚年，他大部分的时间都是在精神病院中度过的，甚至多次企图自杀。最后发展到精神错乱的地步。

精神错乱幻觉使莫泊桑出现谵妄和狂想。他有时拒绝进食，有时又拒绝小便，说是他的尿是钻石做的，不应该放到尿罐里。他忽而指责某个医生偷了酒窖中的酒，忽而又指责他的仆人偷了他的钱。他向人夸耀说，上帝从埃菲尔铁塔上宣称他是耶稣基督的儿子；还说他曾跟他那已经去世的导师福楼拜和他的死去的弟弟交谈；他在医院的地上插下一根树枝，说是等到明年，这儿会长出一个小莫泊桑来；他坐在幽暗的病房里，却坚持说他看见了俄罗斯幽美的景色……

莫泊桑最后是在精神病大发作的麻痹性痴呆过程中抽搐后死的，嘴里嗫嚅着最后几个字："黑暗啊，黑暗。"

有研究者认为，其实，莫泊桑很早就有精神病了；还说这位作家是对疯狂入了迷，才成为一个疯癫病人的，如他创作过许多题为《疯子》《一个疯子，一个疯子?》《女疯子》《一个疯子的信》的作品，还有他的名作《一生》《如死一样强》等中，也都写到谵妄、痴呆、幻觉等精神病病状。他们怀疑，正是由于作家有这种体验，才写出这些有关精神病的作品。

海明威家族

美国作家、1954 年诺贝尔文学奖获得者欧内斯特·海明威（Ernest Hamingway，1899—1961）是以作品中的强烈男子气概和充满冒险的生活而闻名的；斗牛、滑雪、打猎等富有英雄色彩的生活，不仅是他作品的背景，也是他本人生活的一部分。但能想到吗，他最后却以自杀来结束他的生命。原因是他的精神病。

海明威的病态到 1960 年就非常明显了；做过几次电休克治疗没有取得大的疗效之后，他的情绪就更糟了。他常出现迫害妄想，说联邦调查局正在捉拿他，古巴的警察要逮捕他，等等，不但整天想着自杀，也确实试图这么做。1961 年 4 月 21 日，在旁人的不提防下，他将一杆猎枪对准自己的下巴，最后好不容易被人制止住；但 7 月 2 日清晨，他又躲着妻子去了厨房，在储藏室取来一支猎枪，然后上了楼梯前厅，对准自己，把头骨都打飞了。

作家的父亲埃德·海明威是一名医生。与他的儿子一样，他个子高大、身材魁梧。他除了在自己的诊所为病人看病、上门出诊外，还为周围的社区做了大量的慈善工作。但不论在工作上，还是在教育自己的子女上，他尽管表现得严格而认真，却始终觉得自己不称职，为自己的无能而耿耿于怀，以致长期出现抑郁感，"一直都患有某种受压抑狂的症状"，偶尔还出现精神崩溃，曾"两次需要休养治疗"。最后，他也像他的儿子那样，从他父亲的抽屉里取过一把古老的左轮手枪，将一颗子弹射进自己的脑袋。

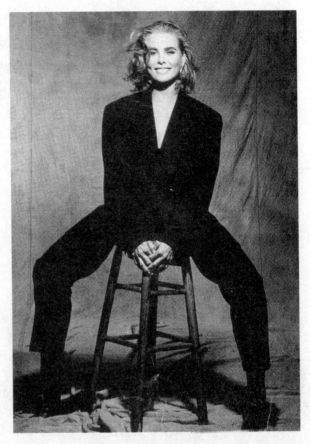

作家海明威的孙女玛戈·海明威

作家的孙女，玛戈·海明威（Margaux Hemingway，1955—1996）是一位模特儿，《花花公子》曾刊登过她的自传和裸体照片，还上了1990年5月号封面。玛戈又是好莱坞的一名电影明星，曾在《口红》（Lipstick，1976）、《猎鱼者》（Killer Fish，1979）、《内室》（Inner Sanctum，1991）、《双重痴迷》（Double Obsession，1992）、《不共戴天的竞争者》（Deadly Rivals，1993）和《危险的货物》（Dangerous Cargo，1996）中演过角色。虽然比不上那些头号明星，但也曾辉煌一时。

在最后的几年里，由于饮酒过度，玛戈患了几种疾病，包括厌食症和癫痫；而且她的一个自杀的妹妹的影子总是出现在她的脑际。1996年7月1日，这位四十一岁的女演员被发现死在她加利福尼亚圣莫尼卡公寓，正是她祖父自杀的那天，被认为是吸入镇静剂过量所致。

这是海明威家族的第五个自杀者，其他自杀者是玛戈的一个兄弟和一个姐妹。

后　记

　　这本东西，从开始动笔到结束，先后经历了三年的时间。倒不是这三年里都不停地在做这项工作，而是不断地被搁置。

　　一是我近年写东西有个非常不好的习惯，就是完全凭兴趣，非常情绪化。退休之后，因为不再考虑职称和工作量，我就再也没有坚持不懈地写一本书或一篇文章，直至完成，而总是忽而想到什么便写什么，往往是正在写这一篇，突然想到另一个题目，于是就将原来写的丢下，去写另一篇了。在我的电脑里，写了一半或三分之一，甚至只是开了个头的东西很多。因此，不少已经写出过半的文章，我甚至都忘记了，而不得不经常巡视自己的储存，看有什么要接下去完成的。这本《智慧的痛苦——精神病的历史》便这样一拖再拖到今天。

　　最主要的是，在这几年里，我头痛的病经常发作。

　　还在年轻的时候，我就常常头痛。那时多数是在夏天。从如今经常因吃含动物油的食物或过时的食物引发头痛来看，可能是夏天食物不容易保鲜，影响我的胃，以致胃肠道紊乱引发脑神经紧张。这是我自己的猜想，也许根本不对。

　　自从近年头痛加重之后，我试过各种治疗方法：在 CT、眼底膜、视网膜等检查都未发现异常后，我服过不少于七种合成药物，还喝过中药，做过针灸、推拿，挂过加有几种药物的生理盐水，但什么效果都没有，只是不断地吞服止痛片。就我的体验来说，头痛是一切肉体痛苦中

243

最厉害的；吴承恩一定也有过体会，才描写孙悟空什么都不怕，唯一怕的就是能够引发他头痛的紧箍咒。我完全相信国外的一项报道，说在所有自杀者中，因疾病而自杀的比例最高。

正是这头痛病，给我的身体和精神带来很大的影响。

不止一位朋友坚持说我的头痛病，既然查不出，又治不好，可能是心理因素的关系，是一种精神疾患。

不错，既然生活在社会上，每个人的心灵都会不可避免地受到不同程度的创伤，因而都会有不同程度的精神障碍。我十六岁丧父，四年后小妹妹含冤自溺，母亲在长年的忧郁中患上癌症，在我三十六岁那年去世。我在联合中学、杭州六中工作时，仅是因为家庭成分的关系，而不是因为我犯了错误，使我就像祥林嫂，无论怎么努力，都被当成"异类"。

多说女性温柔，富有同情心。我教书的那些年中，遇到掌权的女性共五六个，只有葛维凤校长是最有人情味的，但这却使她很快就被赶走；而另外几个，个个就像麦克白夫人一样狠毒。尽管我长期患有胃病，三次大出血，每次吐出的内容物都多达半痰盂，且经常头痛，她们总是一次次要我去参加短期的体力劳动和长达一年多的下放劳动。很长一段时间，我没有过过安耽的日子。

精神病往往出现在天性聪慧、感觉敏锐的人身上，因为他们经受不起沉重的打击，在一次次遭受打击之后长期的压抑，才使他们患上精神病。这就是所谓"智慧的痛苦"。我也一次次受到沉重的打击，也长期压抑自己的心灵，不敢多说一句话，不敢多走一步路，但没有发展成精神病，始终很清醒，证明我没有聪慧的天性和敏锐的感觉，而是一个十足的蠢人。唯一的后遗症是，本来我还算是会说话的，后来因为总是害怕自己说错话，在众人面前就不敢说了，到了最后，我甚至经常说了几句，就出现思维中断的现象，什么也说不出来了。这一后遗症到今天还没有纠正过来。

新时期以来，一切都不一样了，我也有了很大的改变，特别是成为专业研究人员之后，如刘再复在为我的《"心理分析"与中国现代小说》所写的"序"中说的，从我的"精神"上"感受到中国知识分子的身境、心境都在发生变化"。领导不再把我看作"异类"。这十多年是我一生中最愉快的时期。但我仍不时地受到个把人的算计，就只有个把人，在职称的评定上，在工作的评价上。

尽管如此，我始终很是好强，如当年中学里的那个不学无术的教研组长指责我的"好自我表现"。"文革"中，一次我被命令去将一片墙壁上的大字报撕去并揩干净时，有个非常难看的女小将指着我说："让你一辈子都干这种事！"我当即就顶撞她说："我将来一定比你好。"到今天，我还是觉得休息没有味道。

本书的写作受到浙江省社会科学联合会和浙江省社会科学院的资助，在此表示衷心的感谢。

余凤高　于红枫苑

图书在版编目（CIP）数据

智慧的痛苦：精神病的历史 / 余凤高著. -- 北京：
中国文史出版社，2023.1
ISBN 978-7-5205-2490-2

Ⅰ. ①智… Ⅱ. ①余… Ⅲ. ①精神病学–医学史–世
界 Ⅳ. ①R749-091

中国版本图书馆 CIP 数据核字（2020）第 212890 号

责任编辑：薛未未

出版发行：**中国文史出版社**

社　　址：北京市海淀区西八里庄路 69 号院　　邮编：100142
电　　话：010-81136606　81136602　81136603（发行部）
传　　真：010-81136655
印　　装：北京新华印刷有限公司
经　　销：全国新华书店
开　　本：720×1020　1/16
印　　张：16　　　　字数：130 千字
版　　次：2023 年 1 月第 1 版
印　　次：2023 年 1 月第 1 次印刷
定　　价：79.80 元